U0304611

Robin Wolfe Scheffler

【美】罗宾 · 沃尔夫 · 舍弗勒 / 著

牟文婷 / 译

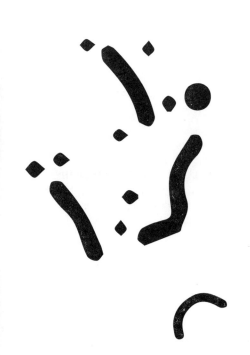

癌症简史

癌症研究的
艰辛探索与启示

人民日报出版社

北京

图书在版编目(CIP)数据

癌症简史:癌症研究的艰辛探索与启示 / (美) 罗宾·沃尔
夫·舍弗勒著;牟文婷译. — 北京:人民日报出版社,2021.1
ISBN 978-7-5115-6615-7

Ⅰ. ①癌… Ⅱ. ①罗… ②牟… Ⅲ. ①癌–医学史–普及读物
Ⅳ. ①R73–091

中国版本图书馆 CIP 数据核字(2020)第 209094 号

著作权合同登记号 图字:01-2020-6176

书　　名:癌症简史:癌症研究的艰辛探索与启示
　　　　　AIZHENG JIANSHI:AIZHENG YANJIU DE JIANXIN TANSUO YU QISHI
著　　者:[美] 罗宾·沃尔夫·舍弗勒
译　　者:牟文婷

出 版 人:刘华新
责任编辑:苏国友

出版发行:人民日报出版社
社　　址:北京金台西路 2 号
邮政编码:100733
发行热线:(010) 65369509　65369512　65363531　65363528
邮购热线:(010) 65369530　65363527
网　　址:www.peopledailypress.com
经　　销:新华书店
印　　刷:天津创先河普业印刷有限公司

开　　本:787mm×1092mm　1/16
字　　数:220 千字
印　　张:18.5
版次印次:2021 年 1 月第 1 版　2021 年 1 月第 1 次印刷

书　　号:ISBN 978-7-5115-6615-7
定　　价:56.00 元

如发现编校差错或印装问题,请拨打售后服务电话 010-82838515

献

给

凯

特

琳

病毒学家是幸运的生物学家之一,因为他们能看到其研究对象的所有分子细节。

——戴维·巴尔的摩(David Baltimore),1975年诺贝尔奖演讲

目　录

首字母缩略语

ACS   美国癌症协会

ASCC   美国癌症控制协会

CCNSC   癌症化疗国家服务中心

CCRF   儿童癌症研究基金会

DHEW   卫生、教育和福利部

EBV   人类疱疹病毒4型

IARC   国际癌症研究机构

NASA   美国国家航空和宇航局

NCI   （美国）国家肿瘤研究所

NFIP   （美国）国家脊髓灰质炎基金会

NIH   （美国）国家卫生研究院

PERT   计划评审技术

RAS   鼠肉瘤病毒转化基因（首次鉴定出的人类致癌基因）

RSV   劳斯肉瘤病毒

SRC   劳斯肉瘤病毒转化基因

SV-40   猴病毒40

SVCP   特殊病毒癌症项目

SVLP   特殊病毒白血病项目

UCSF   加州大学旧金山分校

VCP   病毒癌症项目

引言
"一种传染病——病毒"

1961年冬天，一位忧心忡忡的母亲联系了美国癌症协会（American Cancer Society），描述了伊利诺伊州芝加哥市的郊区奈尔斯"癌症流行"这一现象。第二次世界大战后，一些家庭为了给孩子营造一个安全、健康的成长环境，来到了奈尔斯，使得这里的人口迅速增长。而现在，白血病的暴发打破了以往的宁静。前一年，在圣约翰布雷伯夫教区学校（St. John Brebeuf Parish School）有8名儿童死于白血病，另有5名儿童被诊断出白血病，发病率和死亡率之和是全国平均水平的5倍。美国公共卫生署派了一名流行病学家调查此事，他将一切归咎于一种"未知传染源"。1963年8月的一个晚上，有200人参加了一个会议，讨论这种可能具有传染性的白血病。夏季暴发的脊髓灰质炎（俗称小儿麻痹症）仍然让他们记忆犹新，奈尔斯的居民认为，可能存在白血病病毒。奈尔斯董事会在呼吁大家保持冷静的同时，要求上报镇上所有白血病病例，在以前这是只针对传染病的措施[1]。有一名摄影师跟着医生，为这场"传染病"的幸

---

1 本书注释、参考文献等辅文以电子文件形式传输。扫描封底二维码，添加"简策博文"微信公众号，关注后回复"癌症简史"即可获取。后续不再重复说明。

存者采集血液样本。一名年轻女子担心自己会被认为是传染病（癌症）的携带者，只同意背对相机拍照[2]。

医务人员的研究并没有缓解居民们的担忧。在《美国医学会杂志》（*Journal of the American Medical Association*）中，库克县医院赫克托恩医学研究所（Hektoen Medical Research Institute）所长史蒂文·施瓦茨（Steven Schwartz）宣布，他在一些儿童患者亲属的血液中，甚至在处理这些样本的实验室技术人员的血液中，发现了未知抗体。在以严谨著称的临床医学文章中，施瓦茨认为奈尔斯的病例（白血病）"进一步证实了病毒病因学理论"。他甚至更为直接地对《星期六晚邮报》（*Saturday Evening Post*）的一名记者说："20年来，当你看到病人时就会相信某些事情是真的……白血病在我看来像一种传染病、一种病毒[3]。"令人震惊的是，随着奈尔斯事件的逐渐展开，纽约州的布法罗、新泽西州的伯根县、怀俄明州的夏延、肯塔基州的路易斯维尔、伊利诺伊州的展望山、华盛顿、西雅图和得克萨斯州的奥兰治也出现了类似的白血病"集中暴发"的报告，这增加了全国范围内暴发传染性白血病的可能性[4]。1963年，美国癌症协会将白血病列为"头号公敌"，这反映了不断增加的病例所带来的压力[5]。

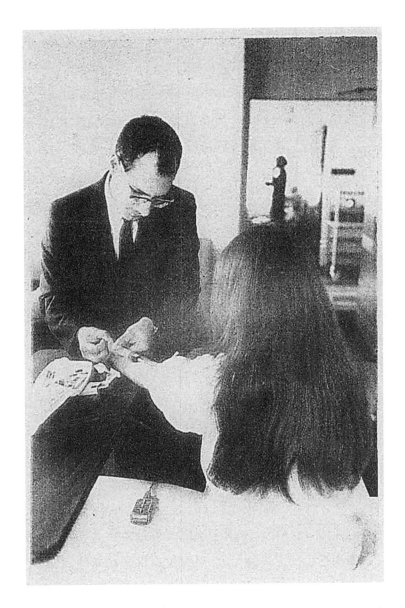

图1·美国国家肿瘤研究所（National Cancer Institute）的保罗·莱文（Paul Levine）博士从一位在1968年被诊断为奈尔斯白血病的年轻妇女身上抽取血液。莱文的这张照片被《生活》（Life）杂志的一位不知名的摄影师拍下。1968年6月，罗伯特·肯尼迪遇刺的新闻报道发布在这张照片之后。图片由莱文提供。

然而，白血病病毒的严峻威胁中也存在一线生机。如果白血病真的是传染性疾病，人们就可以通过接种疫苗来预防它，还有可能根除它，就像根除脊髓灰质炎一样（另一种严重危害儿童健康的传染病）。美国国家肿瘤研究所在1964年宣布设立特殊病毒白血病项目，充分反映了上述乐观态度。为了充分利用可能发现的白血病病毒，该项目的管理者制订了一个独特的"超级计划"来指导该疫苗的研发过程。该项目的管理者吸取了美国国防部（Department of Defense）的经验，计划将疫苗研发的整个过程（从发现病毒到生产疫苗）分割成不同的部分，拟定多份合同，委托给相互协作的医生和研究团队，团队涵盖了大学、政府实验室和私营企业。《生活》杂志在一篇特别报道中肯定了该项目，称该项目的管理者与大多数医学研究工作者不同，他们有自己的策略，"不仅仅是发放研究经费，等待结果……还要对研究进行规划并取得成果"。在随后的15年里，美国国家肿瘤研究所在癌症病毒研究上至少投入了65亿美元（2017年美元），超过了在人类基因组计划上的支出[6]。然而，在集全国之力研发癌症疫苗的过程中，人们并没有发现人类癌症病毒。

＊ ＊ ＊

本书的写作目的是研究有限数量的动物癌症病毒对分子生物学的贡献。这些病毒引起了我的兴趣，因为在20世纪60年代和70年代，它们为分子生物学家架起了重要的桥梁，将他们的研究对象成功地从细菌过渡到复杂有机体[7]。然而，在这项研究进行到一半时，我得知了奈尔斯疫情暴发之事和美国国家肿瘤研究所采取的大胆行动。起初，我对这些事情感到困惑，我认为人类的癌症是一种由基因或环境引起的疾病。美国癌症协会通过网站向所有访问者保证:"癌症不会传染[8]。"人类的癌症种类很多(超过200种),而认为"这种疾病是由单一的'癌症病毒'引起的"的观点有些过于简单[9]。

然而,当我进一步了解时,遇到了一些关于使用人乳头瘤病毒疫苗来预防宫颈癌和许多其他癌症以及利用乙肝病毒疫苗预防肝癌的宣传和争议[10]。总的来说,令我惊讶的是,根据目前的预估,全世界有将近六分之一的癌症被归因于病毒感染[11]。2011年,《科学》回顾了自1971年宣布"抗癌战争"以来40年的研究进展,虽然从总体上来讲,对抗癌症的研究进展无法令人满意,但至少现在我们已经知道,病毒确实与某些癌症存在因果关系。基于几十年的肿瘤病毒学研究,针对这些病毒的疫苗已经发展成预防癌症的利器。这是值得庆祝的事情[12]。

尽管当今对癌症和病毒之间因果关系的研究在不断深入,但这并没有减少作为历史学家的我的困惑。如果说与以前有什么不同的话,那就是我发现了一个核心悖论,"二战"后的几十年里,美国在寻找癌症疫苗方面的投资达到了顶峰,但至今还没有在实验室中发现任何人类癌症病毒。为了理解这个悖论,我将研究重点从病毒将如何在实验室被发现转向病毒如何在美国社会公众对癌症的反应中发挥作用[13]。对癌症生物学病因研究的投资不断增加,标志着美国政治在21世纪中叶进入了一个新时代。在这个时代,联邦政府通过在生物医学上获得的突破来对医疗市场进行干预。正如下面详细阐述的那样,我将这种发展看作生物医学协议(biomedical settlement)的一部分:政府通过疾病的生物学调查来促进公共福利,而不是直接向公民提供医疗保健服务,这是一种心照不宣的承诺。确定引起癌症的病毒并通过接种疫苗来切断病毒传播,是生物医学协议倡导者可以提供的令人信服的承诺之一,这些承诺有利于支持这种改善美国公民健康的新方法。

21世纪中叶,癌症病毒是为多种疾病问题的治疗提供生物学解决方案的先锋。美国在探索病毒的过程中将两种不同的疾病治疗方法结合在一起:一种是较为古老的公共卫生疫苗接种的方法(如脊髓灰质炎和天花);另一种是分子生物学方法,它主张先揭开疾病的病因,再开辟革命性的新疗法。本书中,我用关于癌症病毒研究过程的论述把政治、医学和生物学领域的变化交织在了一起,而以前它们往往被孤立地看待。为了研发癌症疫苗,政府和社会为生物学研究建造了20世纪和平时期规模最大、投入资金最雄厚的基础设施。这些基础设施所提供的社会和物质资源,在"抗癌战争"中的作用达到高峰,并在生物学家转变研究对象的过程中发挥了关键作用(从简单的细菌到复杂的有机体)。然而,随着实验室对癌症研究的不断深入,分子生物学对知识的追求与生物医学协议的期望之间的矛盾日益加剧。在对癌症病毒本质的探究并评价其是否成功的过程中,美国发挥了重要的作用,他们努力应对着把分子治疗方法运用到健康和疾病上时带来的希望和挫折。

癌症问题的定义

长久以来,人们一直非常惧怕癌症。癌症代表着痛苦而孤独的死亡,与肺结核(19世纪的头号杀手,并被作家和艺术家们浪漫化)带来的逐渐死亡不同。癌症晚期,常常发生肌肉坏死或继发性感染;癌症晚期患者身上散发的臭味使他们无法从朋友和家人那里得到慰藉,也让他们清醒地意识到自己不能体面地死去[14]。在20世纪初,对"癌症问题"的新关注再次激起了那些尘封的恐惧[15]。数据显示,癌症的发病率正在上升;到20世纪中叶,癌症已经成为美国和许多其他工业国家公民的第二大死因。一些医生乐观地推测,癌症发病率的上升是医学进步的体现:诊断水平得到了提高;流行性疾病得到了控制,人均寿命也不断延长。后来人口学家认为,慢性疾病是由"流行病学转变"而来,但也有许多人认为癌症发病率的不断上升是现代社会的特点[16]。

1909年,在布鲁克林外科学会的一次会议上,一位演讲者敏锐地意识到了这点:"癌症问题……至今仍是一个未解之谜。癌症的起源是神秘的,其流行程度似乎与社会文明程度和生活奢侈程度成正比,癌症具有无法治愈的特点,像一团笼罩在所有家庭上空的乌云[17]。"

尽管国际社会对不断升高的癌症发病率感到担忧,但仍然没有一种方法可以解决这一问题。起初,各国在癌症治疗、教育和预防方面采取了截然不同的措施。美国在癌症问题上寻求的解决办法是以其社会特殊性和政治关怀为基础的,而不是根据疾病所做出的反应。在20世纪20年代和30年代,法国政府非常关注疾病,尤其是肺结核,这些疾病对在第一次世界大战中幸存下来的年轻人产生了威胁。法国政府转战癌症时,主要致力于通过医院网络提供尖端治疗方式,尤其是镭疗法。在德国,迅速发展的化学工业给人们带来了疾病,所以他们接受环境致癌的理论,并强调预防大于治疗,该做法从"二战"时期开始,一直延续至今。英国政府担心开展积极的公众教育活动会引发公众的"癌症恐惧症",因此没有进行大规模推广。后来,他们专注于通过国民健康服务提供癌症治疗[18]。

在美国,第一个负责研究癌症的机构是1913年成立的美国癌症控制协会(American Society for the Control of Cancer),而不是联邦政府。它的创始人谨慎地强调"控制"癌症,避免提出治愈或消除癌症的建议。在20世纪20年代和30年代,该协会发起了大量的公共教育运动,旨在鼓励癌症早期发现和早期治疗,特别是通过先进的外科手术对癌症进行治疗[19]。公众对癌症的不断关注,促使政府在1937年成立了美国国家肿瘤研究所,但外科医生对实验室的医疗研究持悲观态度,同时由于医生抵制国家干预,该研究所的发展受到了限制[20]。在所有面临癌症问题的国家中,只有美国在20世纪中叶采取了第四种解决办法:对癌症机制进行生物学研究。美国国家肿瘤研究所虽然成立于1937年,但在20世纪50年代早期才开始加大癌症的生物学研究范围。1971年,国会采纳了"抗癌战争"项目,在短短几年内将美国国家肿瘤研究所的预算翻了两番,并启动了大量的生物学研究项目,为以前或以后的医学服务[21]。

虽然用现在的眼光来看,利用生物学研究应对癌症是再平常不过的方式,但这在20世纪中叶的美国却引起了人们极大的研究热情。尽管在"二战"后的"黄金时代",疫苗和抗生素的发现为医学研究带来了潜在的光环,但人们对生物医学研究治疗癌症这一理论的支持力度,远远超过了生物医学研究为疾病治疗提供的证据的说服力[22]。进入20世纪后,对癌症生物学本质的研究并没有为治疗提供有力的方案,对癌症遗传根源的探索也没有提供遏制癌症的手段,通过区分环境或化学因素来防治癌症似乎需要对社会做出令人畏惧的调整。微生物学是实验室科学的一个分支,人们将结合微生物学的专业知识进行新疗法的研发,但对癌症病毒存在与否仍然有很多争论[23]。而且,很多著名的医生和科学家仍然质疑治愈癌症的可能性。因此,既然不能通过科学观点来解释美国人如何以及为何相信生物医学方法能治愈癌症,那么通过政治和社会变化来解释这一原因就显得尤为重要了。

美国的生物医学协议

在美国,迅速发展的生物医学研究为思考联邦政府在美国社会中的作用的长期讨论提供了一个有利的条件。历史学家通常认为,正是二战后美国的繁荣和国民对科学力量的日渐肯定,促使联邦政府不断加大其在生物医学研究上的支出。我认为这笔开支是美国在整个20世纪有关"国家如何保护和促进公众健康"方面的一个探索,而不是美国在医学关键问题上特殊对待。19世纪末,工业化国家出现了越来越高的呼声:公众要求政府通过制定工作场所的规章制度,提供教育保障、失业保险、养老援助或个人医疗保健,以使本国公民享有社会福利,并在这方面发挥更重要的作用。美国政府难以满足公众的全部诉求。在第一次世界大战到冷战结束这段时间里,美国对癌症的反应是与这些矛盾交织在一起的[24]。

20世纪初,医生和改革家们敦促政府通过行使其监察权力(如检疫、疫苗接种和建设卫生基础设施)来保护公众健康,预防传染病。然而在不久后,美国当局就发现,这些方法不足以用来解决慢性病,慢性病患者需要不断的医疗护理,而不是限制其行为。20世纪30年代,社会福利倡导者认为,政府在这方面应该发挥更大的作用,应该像保护老年人的财产安全一样保护公民的健康安全[25]。然而,在二战后,美国并没有像其他工业化民主国家一样,将健康保障视为公民的一项权利,而且当哈里·杜鲁门(Harry Truman)总统提出国民健康保险计划时,美国医学会(American Medical Association)竟然动员大家予以阻止[26]。

这为生物医学协议的出现奠定了社会基础。在我眼中,生物医学协议就是社会福利活动家、科学家、医生、行政人员及立法人员讨论达成的关于联邦政府应该在抗癌问题上担任什么角色的认定书。虽然政府从来没有对协议做出正式的说明，但它证明，政府可以在对抗这些疾病的过程中发挥作用。该协议并不是通过提供个人卫生保健服务或控制流行病来保护公共福利的，而是承诺政府将为生物学水平上的疾病研究提供空前规模的支持，目的是促进公民健康。协议的各方都认同将疾病视为生物事件这一新观点为联邦政府干预国民健康提供了新的途径，避开了医学界的反对。

让联邦政府介入癌症研究领域的谈判和策略的制定（这也是生物医学协议的首站），为其他疾病研究开了先河，随之而来的则是大量的经济资助。尽管与军事或社会项目的资金投入相比，联邦政府在生物医学研究上的支出不算多，但也表明了政府对公民健康的关注。正如卫生、教育和福利部（Department of Health, Education, and Welfare）在20世纪中叶的一份报告中所指出的那样，世界正处于一场"科技革命"之中。未来医学的发展方向是探索与生命及生物体生长和控制有关的基本生理现象。未来研究的"成果"将会"延长人类的寿命并减轻疾病给人带来的痛苦"[27]。尽管联邦政府通过医院建设、医学教育和药品管理来间接促进公民个人健康，但采用的最直接的方法是大力支持以治疗和预防疾病为目的的生物学研究[28]。

尽管自20世纪50年代开始，联邦政府在生物医学研究上的投入大幅增加，但这并不意味着协议的各方都达成了一致。这项生物医学协议既没能让所有寻求国民医疗保险的活动家满意，也没能安抚反对联邦政府干预的医疗团体，更没能说服"小政府"的拥护者。协议的条款一直是热衷于社会福利的活动者、谨慎的医生、独立的科学家、寻求权力的行政管理人员、关心此事的立法者和纳税公民之间不断争论的问题。他们无休止地谈判，一次次地重新划定政府的干预范围[29]。

在不断地争论和妥协的过程中，以协议的条款为准则，美国生物科学的发展产生了革命性的变化。以前,生物学研究领域最大的投资方是农业部[30]。虽然二战后有很多机构资助生物学研究,如原子能委员会(Atomic Energy Commission)和美国国家科学基金会,但美国国家卫生研究院(National Institutes of Health)的资助力度很快就超越了它们(该机构受到生物医学协议拥护者的支持)。在美国国家卫生研究院的大力支持下,大学的各个院系(从化学系到微生物学系)都快速发展起来[31]。直到今天,依托美国国家卫生研究院,美国政府仍然是世界上最大的生物学和生物医学研究赞助者[32]。

生物医学协议带来的影响力将生物学研究的科学面和政治面结合在了一起[33]。以前生物学家很少有与联邦政府接触的必要,但现在他们的研究和专业前景与美国国家卫生研究院的命运紧密相连。他们既是为联邦政府提供建议的专家,又是华盛顿制定政策的目标群体(无论他们是否愿意)[34]。在这种背景下,生物学家对生物医学研究的定义及目的就与一些政治问题密不可分了。这些政治问题包括:当他们想要获得联邦政府的资助时,哪些生物学研究会得到支持;他们在促进国民健康中应该承担什么责任;纯理论研究与应用型研究的界限在哪里;科学发现过程中,有多少因素是可以管控的;对疾病的"基本"的理解是什么;该理解出现在有效治疗前还是治疗后[35]。针对协议中的这些问题,生物学家既不是唯一的,也不是最具权威性的仲裁者。

病毒和分子医学

分子生物学受生物医学协议的影响在生物学各分支中最为明显。1949年,物理化学家莱纳斯·鲍林(Linus Pauling)发表了一篇论文,描述了在构成红细胞的血红蛋白的氨基酸链中,一些氨基酸的改变导致了红细胞破裂成为镰状,因此他得出结论,与之相关的镰刀型细胞贫血症是第一种"分子病"[36]。在随后的10年中,DNA的发现及DNA在合成酶的过程中所起的作用,还有一系列通过对大肠杆菌和噬菌体的研究发现,极大地激发了科学家对分子生物学的研究热情。分子生物学家似乎能够从实验室的研究结果中推断出所有生命的本质,法国一群著名的分子生物学家宣称:"对人类大肠杆菌的研究结果同样适用于大象。"[37]科学家对分子生物学的研究热情持续高涨。1976年,美国总统生物医学研究委员会宣布,在"全新的学科"和强大的"研究技术"的支持下,在过去的25年里,"生物学革命"给医学带来了"数千年来从未有过的"变化[38]。随着20世纪90年代人类基因组计划(Human Genome Project)的启动,这场"改革"似乎已经完成,该项目耗资数十亿美元,将人类基因组进行了测序。破解人类基因组成为该项目实施的基础,科学家通过了解疾病的分子机制来开展新疗法。

尽管这些研究表明分子生物学已经实现了从基础科学研究到有前景的医学应用的平稳过渡,但实际上,分子生物学进入医学领域的过程非常复杂[39]。该过程主要有三个阶段:第一阶段是20世纪20—40年代的生物化学时期;第二个阶段是20世纪50—60年代的DNA及RNA时期;第三个阶段是20世纪70年代开始的基因工程时期。此外,每个阶段在不同的国家和机构间的发展是不均衡的。各阶段间的转变都需要大量的资源和新团体(第一是慈善团体,第二是政府,第三是风险投资)的介入[40]。分子生物学或医学的每个实验研究对象所界定的"分子"都是不同的。分子医学出现的时间很早,而且其研究对象也在不断变化,更准确地说,分子医学并不是在某个特定时刻或特殊发现中产生的,而是在不断进行的"分子化"过程中产生的,根据研究背景的不同,它们的研究方向和发展速度也不相同[41]。

虽然分子化在许多方面都取得了进展，而且分子医学的研究对象也很广泛，但所有实验都以通过研究生物学和医学问题的基本机制解决问题为目的。为了完成这一共同目标，所有不同的研究工作最终会统一在一起[42]。

在整个癌症问题的分子化进程中，病毒为探讨该过程中科学思想和政治策略的转变提供了一个理想的切入点。在19世纪晚期，细菌理论表明微生物能够引起疾病，并将旧的传染观念带入了实验室[43]。在20世纪早期，对于病毒分类的判断徘徊于生命体和非生命体之间[44]。虽然随着电子显微镜等技术的不断进步，人们用类似于观察细菌的方式"看到"了病毒，但仍然不能确定病毒的分类。正如法国微生物学家安德烈·利沃夫（Andre Lwoff）所言："病毒就是病毒[45]。"

尽管病毒的分类并不明确，但病毒结构简单，是早期分子生物学家理想的研究对象，分子生物学家通过研究最简单的生命系统来发现生物学的普遍规律[46]。然而，细菌的简单生命系统与构成动物和人类的真核细胞组成大为不同，所以在将分子生物学方法应用到这些新研究对象的过程中，动物病毒（尤其是癌症病毒）发挥了至关重要的作用。20世纪80年代，重组DNA、基因克隆和聚合酶链反应等技术的兴起使得科学家能够研究动物细胞基因组，但在这些技术出现之前，科学家通过癌症病毒得到了当时为数不多的几种分离和研究控制细胞生长和发育的基因的方法之一[47]。分子化进程与国家资助的抗癌生物学研究，在病毒的作用下，越来越紧密地联系起来[48]。

分子生物学的基础设施

DNA的发现者之一詹姆斯·沃森（James Watson）在抗癌战争一开始

就认为，分子生物学正处于一场巨大的变革中。他说："生物学开始变得像物理学了。"虽然他的同事们已经习惯了小规模的研究，但现在不得不"考虑数百万美元的研究金额……才能与时俱进"。未来，分子生物学的研究团队将是"大型团队"，因为分子生物学将进入"更大的实验室"。沃森总结道，生物学"现在发展得很快……因为它能改善我们的生活。我们的主要资助来自联邦政府基金"[49]。正如在冷战时期，为了保证国家安全，美国政府不断加大对物理科学基础设施的资助一样，在抗癌运动中，了解新的生物学知识对战胜癌症也是至关重要的。在《癌症病毒及其研究材料汇编》一书中，我展示了二战后，根据生物医学协议创建的社会和物质基础设施是如何影响生物学研究并获得成果的[50]。人们对生物学对象（如癌症病毒）的研究，是在美国生物医学协议各方观点存在冲突的情况下进行的[51]。

科学基础设施的范围从实验室建造到标准材料再到年度会议，以各种各样的形式提醒人们这样一个现实：科学实践关注的即使是最小的物体，也与广泛的社会和材料交织在一起。物理学研究依赖于反应堆、加速器、望远镜和重力波探测器；同样，生物医学研究也需要大量的物质资源和科学家的跨地区协作。在这些因素的影响下，人们必须考虑政治环境对科学实践的影响[52]。随着分子生物学的不断发展（从果蝇、豌豆、放射性示踪剂、纯化酶、特殊培养的细胞到特定的突变病毒株），它所需要的资源也变得越来越复杂。在帮助科学家在分子水平上探索生命过程方面，这些基础设施发挥了重要作用[53]。例如，在20世纪40—50年代，美国原子能委员会将研究放射性同位素的任务派发给从生物化学到生态学的各个领域，显示出和平时代核科学的用途（当时核科学是冷门科学）。这些同位素的生产和使用反映了科学家与冷战政治间的关系，人们若仅从实验室角度来看这些,会很难理解[54]。

分子生物学的研究与基础设施的建造之间的相互影响贯穿于整个生命和疾病领域的各种认知之中。从20世纪早期开始,实验生物学家开始放弃研究自然的想法。面对生命的复杂性和多样性,他们通过深入研究选定的生物体和实验系统(如纯种小鼠、果蝇或选定的病毒)来探索生命过程,从而做出回应。生物学家认为这些模型中的研究结果适用于所有生物[55]。然而,这些生物(从微生物到老鼠)成为"研究工作的正确工具",是因为它们具备的一些特点(如容易获得、能够进行活体解剖、细胞在显微镜下透明,以及增殖周期较短等),这些都是生物学家想要研究的现象[56]。

因此,我们对生命认知的发展不能脱离社会和政治基础,它们是一切实验的研究基础。生物学家的实验系统不是自然形成的,而是实践、科学理论和材料相结合的体系。这些设计好的实验系统只有在系统各部分都稳定的情况下,才能保证最终的研究结果。实验室的研究工作需要建立和维护这样的实验系统[57]。随着20世纪科技的不断进步和发展,研究人员在分子水平上探索生命的进程依赖于物质基础和社会支持[58]。在基础设施的支持下,疾病研究先从临床转移到动物模型,再从动物模型转移到体外系统,最后从体外系统转移到我们所熟悉的分子生物学[59]。

然而,目前我们对分子生物学的理解还停留在大学实验室里——还没有意识到能通过广泛的社会和物质世界来完成这项工作[60]。因为科学家的利己主义言论及生物历史学家所讨论的主题(观点、个人或机构)模糊了生物学与大规模进程间的关系,这使得分子生物学研究的基础设施规模往往被忽视[61]。在人类基因组计划这种空前的"大型生物学"项目的阴影下,将以前的分子生物学实验比喻成"小实验室的机械操作"似乎是合理的,它们既不受自然科学政治问题的影响,也不受后勤问题的影响[62]。

在调查了全国各地有关病毒的研究工作后，本书指出了在分子生物学的发展过程中基础设施所发生的改变[63]。追溯生物医学和健康治理的变化历史，可以让我们对过去三代人研究生命知识的方式有进一步的了解。

掌控未来

美国联邦政府在癌症研究和整个生物医学协议中的生物学研究方面投入了大量资金，它是以未来治疗癌症为目的的——更注重未来治疗的可能性而不是获取目前的知识。长久以来，人们一直迫切希望治愈癌症，在20世纪上半叶，通过呼吁"早期发现"和快速手术干预来治疗癌症。然而，直到几十年后，人们才在生物医学研究方面看到了治疗的希望[64]。1964年，林登·约翰逊（Lyndon Johnson）总统在位时的心脏病、癌症和中风委员会抓住了这个新希望。尽管从"生物医学科学"的角度来看，这可能只会"导致预防和护理手段的出现"，但该委员会的报告强调，"如果不进行持续的重大研究工作，就不会有发展的可能性……我们就无法治愈这些疾病"[65]。这种模式可能会打破我们的期望，即科学行动必须领先于政治行动。然而，为了支持生物医学研究而产生的未来新愿景符合冷战时期的计划文化，那时，美国国家治理实践的组成部分是未来主义。从这个角度来看，与以往的生物学研究相比，此时的癌症病毒研究与经济发展、太空飞行和核战略之间的关系更为密切[66]。

在这个背景下，生物医学协议的参与者们在探究癌症问题时所用的方法与以往截然不同，从而为政府参与到协议中提供了合适的契机[67]。癌症问题是多方面的，了解癌症的方法也是多样的，因此其最终发展方向也不尽相同。对于20世纪早期的医生和科学家来说，癌症的复杂性限制了政府的干预和人们对治疗癌症的需求。生物医学协议的倡导者们动员联邦政府抗击癌症的同时，也在应对这个现象，即他们召集的医学专家认为，癌症太过神秘，国家无法对其进行干预。根据以往的经验，为了推动国家的抗癌行动，证明癌症是可以被了解的就显得至关重要。在美国国家肿瘤研究所，癌症病毒既是实验室的研究对象，也是政府的控制对象，还是管理人员为预期的发现和挑战做预算时的对象[68]。

当新的科学家群体，比如分子生物学家，在与联邦政府就抗癌工作进行联系时，他们开始在生物学层面和政治层面重新规划未来的癌症研究。即使分子生物学家认为分子生物学研究与解决癌症问题息息相关，但癌症的分子学谜题仍然使治愈癌症的想法成为泡影[69]。即使这个过程令人费解，正如为一种尚不存在的病毒设计疫苗，但它仍在被强有力地推进。有关未来癌症研究问题的争论和谈判，不仅促进了基础设施的发展，而且使人们进一步认识了癌症[70]。

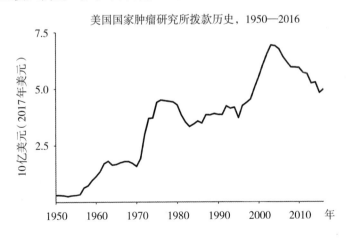

美国国家肿瘤研究所拨款历史，1950—2016

图2·联邦政府历年来在美国国家肿瘤研究所上的资金投入，在经济"繁荣"和"萧条"的年份金额有所波动，但总体呈上升趋势，支出放缓或下降会令使用该基金的生物学家担忧。

然而，在这几十年里，生物医学协议所做的承诺（疾病应该被作为基础的生物学问题来解决）依然没有实现。伊利诺伊州奈尔斯的居民还是不知道白血病聚集暴发的原因，美国国家肿瘤研究所既没有生产出白血病疫苗，也没有降低20世纪癌症的发病率。一些反对人士认为，与其把时间、金钱和人力用于癌症的实验室研究，不如将其用在解决社会或环境问题的根源上[71]。研究癌症问题的困难在于它的顽固性，与科学和医学史上其他的案例不尽相同（这些案例更关注成功而非失败）[72]。支持运用生物医学来治疗癌症和其他疾病的倡导者们则不断地努力调节未来治疗前景和目前研究挫折间的不协调[73]。因此，本书阐明了现代生物学和医学的发展特点：不断经历周期性的希望和失望，通过憧憬未来的治疗前景来促使政府行动[74]。癌症病毒的发展轨迹说明，在其自身发展的驱动下，其"关注、希望、动员、失败，然后再重新规划"的周期性变化与外部的生物学及医学史无关[75]。

寻找癌症病毒

在整个20世纪，生物医学协议中的癌症病毒是研究癌症问题的实验对象[76]。虽然只有一小部分研究成功地鉴定出了人类癌症病毒，但是美国人寻找癌症病毒的足迹仍遍布各个领域。因此，与其把注意力放在狭隘的"成功"上，我们不如专注于研究过程本身，对于疫苗所给予的希望，研究方法以及思索这项研究对美国解决健康问题和疾病所产生的影响。本书的内容主要分为三个部分，每个部分都反映了癌症病毒研究进程中的一个重要时刻。

第一部分研究病毒是如何在癌症问题中出现的。总而言之，我的目标是通过实验室或临床的发现来帮助我们理解癌症治疗问题。在第一章中，我将讲述20世纪早期人们对癌症可能具有传染性这一观点的态度。从公众的观点来看，通过传染病理论和细菌理论推断出癌症具有传染性，虽然是令人恐惧的，但也是合理的。然而，医生反对癌症是病毒的说法，认为这种观念是将癌症限定在了一个危险的框架里。这既反映了他们对临床微生物理论的怀疑，也反映了对自己职业地位的担忧。第二章探讨了20世纪上半叶癌症病毒概念的发展。人们对癌症病毒研究态度的变化（首先扩展微生物理论，其次否定癌症病毒，最后打算生产相应的疫苗预防癌症），反映了实验室和临床在知识和社会关系上的争议，这些争议和联系一直伴随着早期癌症的分子化进程。第三章不是从科学家或医生的角度，而是从医学慈善家的角度来看待癌症问题。他们是有影响力的仲裁者，能够干预联邦政府制定癌症相关问题的政策，这些政策需要在现有的医疗工具和慢性病之间寻找平衡点。慈善团体认为，政府干预弊大于利（这种观点一直存在于罗斯福新政和二战期间联邦政府的扩张过程中）。

本书的第二部分探讨了生物医学协议是如何研究人类癌症病毒的。这一协议为未来的癌症研究创造了空间，并且摆脱了专家们消极情绪的影响，同时还为生物医学研究带来了新的基础设施。第四章探讨了联邦政府通过生物医学协议各方之间的谈判（尤其是围绕着治愈癌症的承诺）来动员大家参与抗癌战争。治愈癌症而不是控制癌症，不仅为生物医学研究开辟了新的未来，而且提供了新的资源。然而，如果癌症是可以治疗的，那么联邦政府就必须对其公民负责，支持癌症研究，取得治疗进展。在第五章中，联邦政府的行动推动了特殊病毒白血病项目的实施，并且在研发白血病疫苗的过程中，将癌症病毒作为"管理对象"。第六章通过三个案例说明了美国国家肿瘤研究所的规划工作对生物医学研究基础设施的影响。最重要的是，当首次探索癌症病毒的尝试失败后，美国国家肿瘤研究所的管理人员选择对分子生物学和遗传学进行更深入的研究。

本书的最后一部分展示了癌症病毒对分子医学兴起的重要性，而且正是由于分子生物学的发展，研究人员才接触到癌症问题。当分子生物学家试图根据他们自己的价值观重新定义生物医学本质时，发现它既与生物医学协议相符，也与之相悖。第七章借助抗癌战争开始时的癌症病毒研究，阐述了20世纪60年代的金融危机和实施生物医学协议所带来的收效甚微的回报，及其所引发的关于生物医学研究本质的政治和专业辩论。第八章介绍了分子生物学家是如何在抗癌战争期间，将自己定义为一个政治团体（通过抵制美国国家肿瘤研究所规划并指导的大规模癌症病毒研究）的。

尽管我在第七章和第八章中强调了分子生物学家在反对政府干预方面所发挥的作用，但也探讨了病毒研究的基础设施在分子医学发展的决定性时刻是如何帮助分子医学发展以获得政治和知识上的进步的。在第九章中，我聚焦于旧金山的一个实验室，来展示因抗癌战争而创建的国家病毒研究基础设施是如何形成一个特殊的实验系统的，这个系统极大地推动了分子生物学的发展（细胞癌基因的发现）。在第十章中，我回到国家层面来看待这些研究。20世纪80年代抗癌战役处于"萧条"期，这些基础设施为分子生物学家和其他分子医学倡导者提供了必不可少的政治资源，尽管对癌症问题的环境和社会根源的担忧重新出现。生物医学协议的参与者们处理失望的方式，有助于我们理解分子知识是如何重新定义癌症问题的完美解决方案的——将我们的注意力从对治疗的期望转移到对生命整体成长过程的更深入的探索。

第一章

癌症与传染病

1911年，曼哈顿洛克菲勒医学研究所的研究员佩顿·劳斯（Peyton Rous）观察到"非过滤性致病因子"——一种能在鸡体内引起肿瘤传播的病原体。劳斯在描述这种物质的本质时发现，它既不属于微生物也不属于化学物质；由于事后敏锐的理解能力，他意识到了该物质的本质。1966年，诺贝尔基金会承认他是第一个发现肿瘤病毒的人[1]。1913年，理查德·博德曼（Richard Boardman）（泽西城哈得孙河对岸的律师）寄给劳斯一封信，这封信被放在洛克菲勒研究所的前台上。在信中，博德曼说他在报纸上看到了关于劳斯发现"癌症寄生虫"的报道，深受触动，希望劳斯能帮忙解决他和妻子多卡斯·博德曼之间持续不断的争吵。

多卡斯的阿姨10年前死于"长期疾病"（癌症的委婉说法），死后留下一张床垫，但理查德和多卡斯都担心里面有癌症"细菌"。多卡斯担心"使用有癌症'细菌'的床垫……会有染上癌症的风险"。理查德则更倾向于相信床垫是安全的，倒不是因为他不相信癌症会传染，而是因为他认为这么长时间过去了，癌症"细菌"早死了。多卡斯则认为它们可以活下来。然而，虽然她很担心，但还是让他们的家政人员睡在床垫上[2]。在劳斯的指导下，该研究所的业务经理给予了回信，对"细菌理论为他们带来的精神折磨"表示同情，并向理查德保证，虽然"不能证明不存在癌症'细菌'"，但这种情况下"是不存在感染风险的"[3]。

在了解生物医学研究对象（如病毒）的历史时，我们会感到一种强烈的吸引力。由于缺乏对它们的理解，我们可能会更倾向于认同医生和科学家的观点。科学家及医学史学家们都知道劳斯为癌症病毒理论所做的贡献，这将在第二章中进行讨论，但博德曼夫妇的担忧并非如此。我们的第一反应是博德曼夫妇不应该恐惧潜伏在床垫里的癌症"细菌"，因为这与我们一直以来对待癌症的态度相去甚远。正如20世纪早期的癌症教科书所指出的那样，虽然癌症可能具有传染性的观点是"关于癌症起源最古老的假说"，但是，随着微生物学的不断发展，"一些有权威的观测家"越来越怀疑该假说[4]。通过后来从科学观察者的角度来看，癌症病毒理论是"不受欢迎"的理论，后来被新的实验方法补救[5]。劳斯于1966年接受诺贝尔奖时认为，正是由于其他癌症研究人员完全不相信他的病毒致癌理论，所以获奖才推迟了55年。少数研究人员的不懈努力，才使得该理论最终被人们接受[6]。

然而，支持少部分医生和科学家的理论，并将其作为我们了解癌症和传染病之间关系的指南同样会产生误导，无论这些观点与我们自己的观点有多少相似性。科学家、医生和非专业人士通过不同的"感知机制"来解决癌症这个大难题，通过结合科学和社会实践来理解癌症及其病因。只有大家重视研究结果，使用新实验方法来鉴别癌症病毒才会变得有意义，技术本身并不能说明什么问题。此外，不同的社会和科学因素可以结合在一起，形成一些特殊时刻，在这种情况下，疾病的病因变得更难研究[7]。

正如博德曼夫妇关于床垫的争论所反映的那样，人们对癌症是一种病毒性疾病理论的接受，是因为大家相信癌症是一种传染性疾病。而这种根深蒂固的观念不仅影响了公众对癌症病毒科学研究的接受度，也影响了癌症专家处理癌症潜在感染的方式。尽管劳斯通过微生物实验室技术了解了病毒的本质，但肿瘤学研究团体的成员依旧对此表示强烈怀疑，这种怀疑与其说是针对劳斯的病毒理论，不如说是针对一个更广泛的问题，即医学是如何将实验科学与公众对癌症的关注度结合起来的[8]。

癌症与传染病关系的争议由来已久，因为癌症与传染病的关系存在于由实验室技术、医生实践和公众习惯所形成的不同的感知机制的交叉点上。如果想了解癌症病毒理论在20世纪早期美国社会的传播态势，那么不同观点的碰撞就显得至关重要。我们应该遵循不同的个人和机构通过自己的行为习惯得出相应的癌症病毒观点的方式，而不是默认其中的一种观点[9]。癌症病毒通过在个人习惯、建筑、筹款、立法和教育中具体的感知机制，对不同的群体来讲，逐渐变得可以"触摸"。这些机制的形成不仅取决于临床实践、卫生和实验室研究的不断发展，还取决于公众对死亡的恐惧、对专业权威的担忧和迫切治愈的希望。回顾癌症病毒的研究历史，同时考虑到这些机制的全面性，凸显出当今时代我们掌握癌症、传染病和病毒的相关知识的必然性。

本章讨论了以实验室为基础，以与细菌学相关的微生物疾病理论为指导，不同团体对病毒致癌问题的处理方式（无论是在劳斯发现之前还是发现之后，人们一直在搜寻癌症病毒）[10]。此外，本章还强调了"癌症是传染病"这种根深蒂固的观念对专业人士及公众接受癌症病毒研究造成的影响。几个世纪以来，旧的信仰、习惯和经验与实验室对疾病病原体的鉴定过程交织在一起。关于癌症和传染病的研究方法，医生和生物学家并没有达成共识。每隔一段时间，他们就会与那些认为癌症是传染病的团体在利益和关注点上产生矛盾。癌症专家不仅苦于证据的选定标准，而且纠结于新理论为医疗行业的社会地位所带来的影响。事实上，在大家都不支持癌症病毒观点的那段时间里，癌症专家花了相当多的时间和精力来反对癌症病毒观点。他们的行动有力地表明，有关癌症病毒的技术辩论一直受到公众看法（癌症是不是传染病）的干扰。

传染病和癌症

1741年，法国兰斯圣德尼社区的居民们聚集在一起，共同抵御他们面临的巨大风险：这里将开设欧洲第一所专门治疗癌症的医院。富有的马耶费家族按照消费治疗机构模式来规划这所医院，医院的组织者认为圣德尼是理想的位置：这里街道安静、环境宽敞，还有花园可以让人放松心情，有利于病人的康复。然而，对于医院未来的邻居来说，他们担心如此密集的患者会将癌症传染到社区，尤其担心那些晚期肿瘤病人所散发出的腐烂气味会把疾病带出医院。圣德尼的居民强烈抗议，他们向国王路易十四请愿，要么关闭医院，要么把医院搬到城墙外很远的地方。医院最终远离了兰斯中心，这生动地反映出公众对癌症传染性的恐惧[11]。

在18世纪的欧洲，由于癌症和传染病在概念定义上的宽松（与20世纪相比），它们之间的界限越来越难以区分。癌症能够以多种可怕的形式出现。晚期癌症患者的溃疡性肿瘤会使其发臭，并伴有呕吐或抽搐症状。关于疾病的主要描述是溃烂。癌症"吞噬"周围健康的肌肉，"溶解"韧带、骨骼和组织。试图切除肿瘤的外科医生明显被肿瘤内的"种子"能够扩散到全身的高强的能力搞糊涂了。晚期癌症的可怕性及治疗手段的有限性使人们"谈癌色变"，这种现象一直持续到20世纪[12]。

与此同时，发展于15世纪的用来解释鼠疫和其他疾病的传播的传染病学说，很容易将癌症纳入其范围。其强调通过接触物体来传播疾病。体内肿瘤的"种子"概念很容易与通俗的传染病的"种子"概念混淆[13]。另外，体液学说对疾病的分类，将癌症和其他具有潜在传染性的炎症性疾病（如梅毒和结核病）归为一类。巴比伦、波斯、印度、希腊、阿拉伯、罗马和欧洲的文献都描述了"肿瘤"的实例，其中包括肿块、囊肿、炎性物质和其他类型的肿物,以及一些治疗方法[14]。17世纪和18世纪的观察者们报告了许多起癌症在人与人之间传染的案例,但其传播途径不同:从性行为到共用一根吸管或一个杯子[15]。

19世纪癌症研究进一步发展,但癌症的传染性给人们带来的恐惧感并没有消除(尤其是通过性行为传播)。关于癌症发病率数据的首个统计结果加强了性行为与癌症之间可能存在的联系。1842年,意大利维罗纳省的外科医生多梅尼科·安东尼奥·里戈尼·斯特恩(Domenico Antonio Rigoni Stern)发表了一篇论文,公开了关于他自己提出的癌症相对死亡率的研究结果。研究结果表明,女性癌症的发病率是男性的8倍。这可能是由于对乳腺癌和与女性生殖器官有关的癌症的诊断相对比较容易。里戈尼·斯特恩因提出已婚或寡居妇女(性生活活跃)死于"子宫癌"的可能性远高于修女(独身主义)的观点而声名狼藉[16]。此观点与欧洲男性医学权威对女性性行为和健康的看法不谋而合。癌症,像梅毒和其他性病一样,最好通过避免滥交行为来预防[17]。这种观念一直延续到20世纪。人寿保险精算师弗雷德里克·霍夫曼(Frederick Hoffman)在1915年提出了癌症可以通过"婚内感染"传播的可能性(霍夫曼汇编的数据在讨论癌症是一种公共问题时发挥了重要作用),尽管他的目的是向读者保证不可能发生"婚内感染"[18]。

关于癌症的系统流行病学数据的收集工作,同样加深了人们对"癌症会传染"这一观点的认同。19世纪末,英国医生艾尔弗雷德·哈维兰(Alfred Haviland)收集了全国各地因癌症、心脏病和其他疾病造成死亡的病例。他通过这些数据论证了地理位置与癌症发病率之间的重要关系。他认为山谷中癌症发病率较高,其原因是空气不流通,形成了类似于"潜伏疟疾的空气"的环境[19]。根据瘴气理论,疾病可能会通过毒气在空气中扩散。这让人们回想起癌症传播与气味之间的关系,这种关系曾引起圣德尼居民的担忧。哈维兰时代的人认为,晚期癌症患者散发的气味充满了整个房间,健康居民通过呼吸使气味到达腹部,然后进一步传播。这个时代的人们认为喝白兰地是防治由这些气味导致的疾病的有效方法[20]。该建议表明在细菌理论出现之前,人们对传染病和癌症的广泛理解是:癌症不仅可以通过小颗粒传播(就像癌症种子的传播一样),还可以通过瘴气、气味和腐烂来传播[21]。

组织和细胞理论对癌症分类的改变并不能取代癌症与传染的关系。19世纪初,医学理论家们将关注点放在肿瘤的外部症状上,并将它与其他形式的炎症放在一起。由于许多癌症发生在体内,而且受外科手术技术的限制,因此人们仍然未能了解与这种疾病相关的生理结构。最好的情况是外科医生可能会在尸检过程中检查到肿瘤。19世纪40年代,随着复合显微镜技术的发展及巴黎等地医生培训规模的扩大,解剖学家和病理学家开始进行有关肿瘤细胞的研究。细胞理论为疾病的研究提供了一种新的方法,它能确定"正常组织"和"病理组织"间的结构差异。然而,即使有了显微镜,病理学家之间还是存在激烈的争论,如癌细胞的分类及如何根据细胞结构来判断肿瘤的恶化程度[22]。与显微镜相配合的技术(如通过组织染色来凸出细胞结构)仍存在争议。这些争议和困惑使细胞理论仍处于癌症医学研究的边缘[23]。

即使在细胞理论及显微镜都被广泛接受和使用后,观察者们仍在争论癌症是否不同于结核病或梅毒等其他炎症性疾病。一位英国外科医生认为这三种疾病都是病理过程的一部分,并且根据病变组织的显微镜检查,"已经可以完全肯定,单纯的腺体增大和腺体癌之间存在各种可能的分级,所以不能确定哪个是起点哪个是终点"[24]。另一位英国医生在

20年后强调,结核病或梅毒引起的"慢性肿胀"与"恶性疾病"的肿瘤有着惊人的相似之处[25]。

受细菌理论影响的癌症

细菌理论(将在第二章深入讨论)戏剧性地重新定义了疾病产生的原因。细菌理论学家曾保证,他们有能力对这些看不见、摸不着、闻不到的致病因子进行分离和防范,从而引入了历史学家们所认定的以实验室而不是诊所为基础的典型"现代"疾病观[26]。公众对无形细菌的关注重塑了人们的日常生活(从厕所设计到圣餐领取)[27]。细菌理论还暗示了实验室和临床间的关系及实验室和自然界之间的关系,这些都是会引起激烈争论的话题。随着不同的群体参与到这些争论中,细菌理论的应用范围远远大于其适用范围[28]。

当微生物理论在这些不同的群体间传播时,其变化多端的性质使得对由微生物导致的癌症的研究和对其他疾病的研究共同存在。不可否认,癌症与某些类型的结核病和梅毒有相似之处。这三种疾病都会造成慢性死亡和异常生长,似乎都是由环境、遗传和行为因素共同造成的。对一些医生来说,肿瘤在体内的行为,包括它们将"种子"散播在血液中的能力,看上去与微生物感染的方式非常相似。一篇论文认为:"从外科手术的角度来看,癌症的发展过程是扩散的感染过程,癌细胞中含有感染成分[29]。"有传闻称癌细胞传播是存在的。在一些情况下,外科医生对患者的肿瘤进行手术后,割除或穿刺的位置会发展成癌症[30]。一位加拿大医生警告公众说:"患有子宫癌的女性在去世前的一两年,可能会向她的朋友和邻居传染发生在面部、嘴唇、咽喉、胃部和肠道的癌症[31]。"

与其他疾病一样,鉴定癌症细菌的工作改变了其传染性的旧理论,即以传染或瘴气为基础的理论,但并没有取代它们。19世纪80年代,阿斯特家族想为纽约市女子医院(New York City Women's Hospital)提供资金,建立癌症治疗馆,但是该院的领导层因担心它会污染医院的其他区域而拒绝了这个提议。虽然医院的董事们并不相信癌症会传染,但认为最好还是谨慎一些。几年后,纽约癌症医院开业,这家医院建筑风格简朴,采用了传染病病房的设计特点,其圆形塔楼就是为了抑制细菌的生长和气味的传播而设计的[32]。

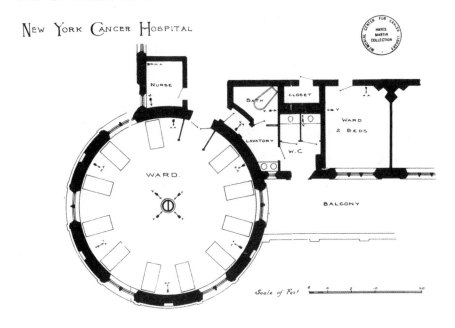

图1.1·医院的设计结构反映了人们对癌症传播能力的关注。纽约癌症医院病房的开放式空间为其提供了大量的阳光,旨在减缓传染病的传播。图片由纪念斯隆-凯特琳癌症中心档案馆提供。

同样，哈维兰和其他医学地理学家发现的瘴气癌症区域，为医学思想家提供了癌症聚集感染的证据。19世纪90年代初，皇家外科学院（Royal College of Surgeons）研究员达西·鲍尔（D'Arcy Power）在阅读了有关法国诺曼底癌症屋的报道后，开始调查英格兰和威尔士的癌症高发区。鲍尔收集了参观地的土壤并进行培养，寻找"假定的癌症生物"[33]。鲍尔的假设将传染与其他可能的因素混合在一起。鲍尔认为："没有人认为癌症会直接传染。但是，在流行病实例中，所有被传染的个体有可能都生活在相同的土壤或水环境中，在这种情况下（如果有这种情况），其中的生物可能是相同的[34]。"事实上，在19世纪80年代和90年代，许多欧洲和美国的研究人员都试图鉴定存在癌症"细菌"或寄生虫[35]。

1894年，英国皇家外科学院著名的莫顿讲师塞缪尔·沙托克（Samuel Shattock），发表了关于癌症是一种"由寄生微生物引起的疾病"的演讲。这个话题引出了实质性的概念问题和实验问题。癌症是一种疾病还是多种疾病？如果是一种的话，每一种癌症是否都是由特定的寄生虫引起的？沙托克对肿瘤及类似诺曼底癌症屋土壤中的癌症寄生虫进行了分离和培养，并用这种寄生虫接种实验动物。幸运的是，这些动物都没有患上癌症。沙托克的实验的不确定性并不能证明寄生虫不存在。相反，他认为动物都没有患癌是因为实验室的培养条件"不能模拟真正的自然条件"[36]。

在发现癌症微生物或寄生虫治疗潜力的启迪和激励下，德国和美国在世纪之交后不久，就成立了几家癌症研究机构，专门寻找这样的生物[37]。纽约州布法罗大学（University of Buffalo）著名的癌症研究所所长罗斯韦尔·帕克（Roswell Park）向美国医学会（American Medical Association）保证："癌症的寄生或传染理论是唯一能够同时符合病理学家和临床医生提出的条件的理论……我们现在是不是要更进一步，说已经发现寄生虫了？就我自己而言，我会毫不犹豫地给予肯定回答[38]。"

许多微生物理论的批评者并不相信这些承诺。威廉·罗杰·威廉斯（William Roger Williams）——1908年《癌症自然史》（*Natural History of Cancer*）的作者，描述了癌症微生物研究的简史："持癌症寄生虫观点的最初研究者开始了他们的探索……以新式仪器为武器——拥有空前放大倍数的新式显微镜、极其复杂的染色方法及同样精细的新技术。但他们并没有在正常的组织、已知的病患和已知的微生物疾病上运用这些仪器和技术，而是直接将其应用到用于癌症研究的细微解剖结构中去——以前从未对癌症进行过如此详细的研究[39]。"同样，一篇名为《更多的癌症细菌》的杂志文章对此评论道，"新研究人员对'特有细菌'的'信心'，充分证明了整个课题极端的不确定性"[40]。

细菌和寄生理论的灵活性往往令这些批评家感到沮丧。"在该领域众多的专家中，没有两个人就癌症的寄生虫问题保持过一致的看法，"一位病理学家头痛地写道，"针对杆菌、球菌、原生动物、芽生菌和霉菌的研究都曾有过辉煌。后面的专家总是指出以前的专家所犯的错误，然后提出一种新的寄生虫观点，最后他的观点再被后来者否定[41]。"科学家花费了很多的精力去寻找癌症微生物，病理学家写道："不能再分散研究人员的精力来寻找这种假定的生物了，他们还要进行其他的癌症病理学工作[42]。"

面对这些批评，癌症传染性观点的支持者可能会用实例说服大家，比如在将细菌理论引入对其他传染性疾病的研究时所遇到的困难，并鼓励大家继续保持研究的信心。对于这些倡导者而言，没有找到癌症微生物并不代表没有癌症微生物。《柳叶刀》杂志的一篇评论提醒读者，"虽然我们还没有发现癌症微生物，不能在人工培养基上培养它，但这并不能作为反对癌症微生物理论的依据"，因为类似的情况曾在肺结核和破伤风等传染病病例中出现过，但我们最终还是发现了相应的致病微生物。评论继续写道，"癌症微生物很有可能是真实存在的，因此我们要谨慎地对待这种传播性疾病"。这篇文章的作者还警告读者，"所有癌细胞生长的分泌物"以及"肠癌患者的粪便"都具有潜在的传染危险。治疗癌症的外科医生应该把"谨慎地对待这种传播性疾病"作为职责[43]。

在劳斯发现"非过滤性致病因子"前不久，一位知情的非专业人士评估了癌症微生物存在的可能性。他没有任何理由地相信该理论，就像相信微生物理论对其他疾病所做出的解释一样。《天灾的控制》（The Control of a Scourge）（1907）是一本关于癌症的大众科普书，它也不相信癌症微生物的存在。它向读者断言："如果它确实存在感染的可能性，那么人们从任何患者那里'感染'这种疾病的概率都是微乎其微的。"但是，这本书中关于预防的章节还是包含了"照料癌症患者应该注意的事项"，或者说"居住在癌症患者生前房间的注意事项"[44]。《巴尔的摩太阳报》（Baltimore Sun）的一名作家在一篇讽刺《芽孢杆菌之爱》（Bacillus of love）的文章中表示，虽然细菌学研究人员尚未鉴定出这种微生物，"但他们却从来没有怀疑过癌症微生物的存在"[45]。

癌症、传染病和公众

在人们对细菌理论在癌症研究中可能被应用的兴趣保持了20年之后，这些理论在1915年左右被搁置，然后在20世纪50年代复兴。在这种背景下，劳斯的发现和人们的接受标志着历史时刻的终结，而不是新研究的开始。在第二章中会讲述劳斯和其他实验室癌症病毒的研究者所面临的科学和医学挑战，但这并不是病毒致癌理论所面临的唯一困难。肿瘤学科为癌症和传染病的深入调查带来了大部分阻力。"oncology"，肿瘤学来自希腊语词根"onkos"，或"mass"，选择这个词是为了尽量减少公众对癌症的禁忌[46]。肿瘤学的外科医生和临床医生认为，传染性癌症理论不仅是错误的，还对他们试图与公众建立的关系造成了威胁。事实上，外科专业开展癌症教育运动的主要目的是打破癌症与传染病之间的关系。该教育运动不仅解释了癌症病毒理论的没落，同时也间接表明公众对癌症传染性观点的支持。

在同一时期，当微生物理论学家试图通过了解疾病的微生物成因来预防疾病时，外科医生开始相信新的手术技术可以治疗癌症。在19世纪，随着防腐和麻醉方法的引入，病人能够忍受更加残忍的外科手术并存活下来，包括切除身体深处的肿瘤（这些肿瘤在以前往往无法被切除）。19世纪晚期，临床对癌症的治疗在很大程度上依赖于外科手术的发展。著名的方法是根治性手术（完全切除肿瘤），由约翰霍普金斯大学医学院的外科医生威廉·霍尔斯特德（William Halsted）进行了推广。由于他成功地治疗了乳腺癌（还有其他采用类似方法成功的医生），外科医生开始相信越早治疗癌症，生存的希望就越大。这给后期他们与公众讨论癌症的治疗方法带来了深远的影响。外科手术治疗癌症的方法强调早发现，这样既能减少癌症带来的耻辱感，又支持了医学权威[47]。

在对公众进行教育之前，外科肿瘤学家需要解决全科医生面临的问题，即全科医生缺乏癌症诊断的相关知识，对治愈癌症持悲观态度。外科医生认为，医学界的无知和悲观态度造就了一个更深层次的问题：癌症领域的医学权威受到了打击，因为它试图揭穿"江湖骗术"。由于缺乏治疗癌症的"正统"方法，病人们往往更青睐于各种偏方（包括矿泉水、电刺激等）。医生竭力把有治疗希望的新疗法与骗术区分开来[48]，但也没有办法控制非正统疗法。法律花费了近30年的时间才禁止了臭名昭著的氟化物（一种用于治疗肿瘤的腐蚀性化学膏）疗法[49]。

新的外科疗法有望解决这些困难。一篇发表在《妇女家庭杂志》上并得到北美外科医生大会支持的文章，为早期检测提供了模板。对于癌症成因的研究，无论是在微生物方面还是在其他方面，似乎都是毫无用处的，"很明显，癌症的本质与治疗它的方法一样，都是隐蔽的。在这种没有证据的情况下，每个人都可以自由地猜测癌症的起因，包括细菌、饮食、环境及遗传等因素"。面对"无法解释的"癌症起源，最好的建议是"立即手术，哪怕只是提前一天……回避手术将会面临缓慢死亡所带来的无尽痛苦"。癌症主要的风险不在于手术，而在于延迟手术[50]。

美国癌症控制协会负责承担此项教育任务。该协会是美国癌症协会的前身，成立于1913年，由外科医生和慈善家创建。公共教育是美国癌症控制协会工作的重要组成部分（第三章将讨论该组织的其他职责）。该组织在成立之初，就将重塑公众对癌症的认知放在首位[51]。该组织的副主席指出，美国癌症控制协会的首要任务就是面对来自"专业人士和公众的质疑"[52]。该机构的组织者预言，只有"社区的每个成年人都接受了教育"，癌症才会得到控制[53]。该协会有两个主要目标：批判盲目乐观，批评"庸医"的治愈承诺；宣传早发现早治疗，宣传手术是治疗癌症的最佳手段。为了达到这个目的，公共教育项目的创建者，不讨论或很少讨论癌症的病因，因为这些讨论会分散公众的关注度，降低他们对早发现癌症的重视度。在两次世界大战期间的那几年，美国癌症控制协会煞费苦心地尽量消除有关癌症有遗传和传染可能性的观念。事实上，1921年美国癌症控制协会的第一部教育片《勇气的奖赏》（*the Reward of Courage*）在反驳这些病因观念的同时也抨击了异端治疗[54]。

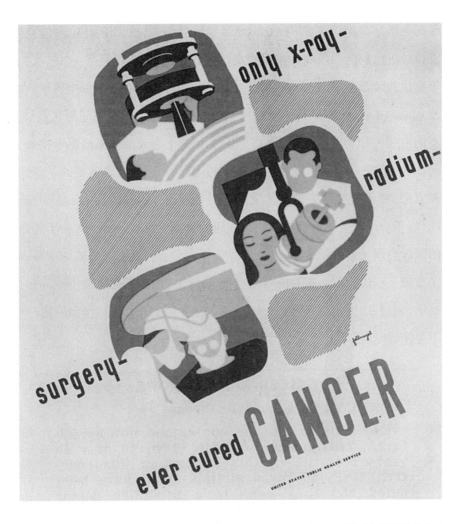

图1.2，20世纪20年代和30年代，美国癌症控制协会强调早期发现及早期进行放射治疗或手术治疗的重要性。图片由美国公共卫生署提供。

　　美国癌症控制协会的代表认为，癌症具有传染性的观点犯下了双重罪，既侮辱了癌症患者，又承诺了非手术治疗的可能性（这种承诺模糊了医疗权威和"江湖骗子"之间的界限）[55]。在20世纪20年代，该协会每年都会举办"癌症周"教育活动,从曼哈顿到南达科他州的休伦市,协会安排的医生们向当地团体发表演讲,再次肯定他们的观点[56]。在一次关于癌症的国际会议上,美国癌症控制协会的发言人、肿瘤学家詹姆斯·尤因(James Ewing)特别迅速地驳斥了癌症是由"寄生虫"引起的观点[57]。美国癌症控制协会提醒读者,尽管医生和护士每天都与癌症患者接触,但却"没有一起癌症引发另一起癌症的记录"。癌症患者需要的是同情和安慰,而不是被认为具有传染性从而带来的"不必要且不友善"的治疗[58]。1926年,美国癌症控制协会在纽约莫霍克湖召开了一次关于癌症的国际会议。会议结束时,参会专家为了向公众传达有关癌症的重要事实发表了一份声明。声明的前两点否认了癌症的传染性或遗传性,同时暗示,通过"注意个人卫生……及病人和医生间的合作可以控制癌症,而不是注射疫苗"[59]。

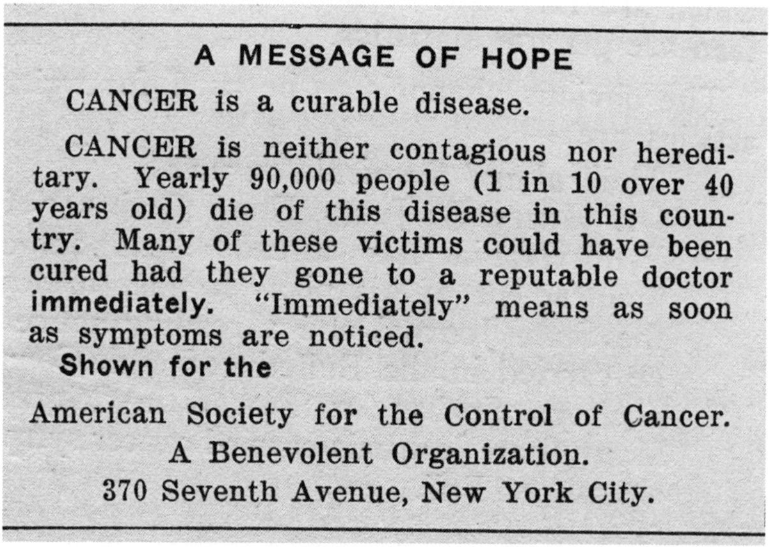

A MESSAGE OF HOPE

CANCER is a curable disease.

CANCER is neither contagious nor hereditary. Yearly 90,000 people (1 in 10 over 40 years old) die of this disease in this country. Many of these victims could have been cured had they gone to a reputable doctor immediately. "Immediately" means as soon as symptoms are noticed.

Shown for the

American Society for the Control of Cancer.

A Benevolent Organization.

370 Seventh Avenue, New York City.

图1.3,上图为美国癌症控制协会提供的早期教育材料。它否认这种疾病的传染性或遗传性,反映了20世纪20年代这些观点的普遍性。图由美国国家医学图书馆提供。

虽然美国癌症控制协会的教育项目在不断开展，但癌症仍然被人们与传染病联系在一起。每篇鼓励患者早期与医生合作治疗的文章的发表，都会使更多关于癌症病菌或癌症屋的文章出现[60]。癌症和食物间的关系仍然令人担忧，美国的州和市政府的卫生法规禁止患有癌症的人（就像患有传染病或接触性传染病的人）从事处理、准备食物或上菜的工作[61]。为了更深入地研究肿瘤案例，劳斯给新泽西州名为坎登坎贝尔汤的鸡肉加工公司（Campbell's Soup of Camden, New jersie）写了封信，请求为其助手提供一个检查禽类的地方，但该公司担心顾客会将他们的汤与癌症联系起来，工作人员坚持认为，"公司的名字不应该与实验结果联系起来，或者，公司中就不应该进行这种实验"。最后，这家工厂的经理还是勉强答应了[62]。

1926年的诺贝尔奖授予丹麦医生约翰内斯·菲比格（Johannes Fibiger）时，也出现了类似的紧张气氛。菲比格称在蟑螂体内发现了一种致癌寄生虫[63]。然而随后的重复实验竟然失败了，这进一步降低了人们寻找癌症微生物的积极性。将这些发现与农药等广告联系起来就可以看出，这与广大的公众利益更相符，因此研究人员应该谨慎地发表关于癌症和传染病的理论。

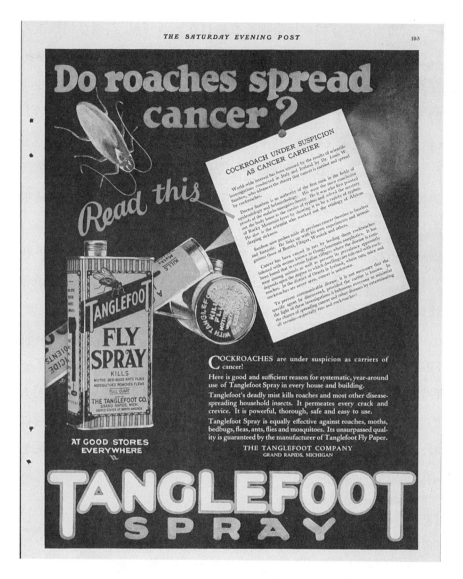

图1.4 · 这则DDT（有机氯类杀虫剂）广告刊登于1926年的《星期六晚邮报》（*Saturday Evening Post*），引用了当年颁发的诺贝尔奖，证明癌症可通过蟑螂体内的寄生虫由一只老鼠传染给另一只老鼠，因此杀虫剂可治疗癌症及其他病媒传播的疾病。图由菲尔·阿莱格莱蒂农药收藏科学史研究所提供。

病毒是异端邪说

因为很多公民都认为癌症与传染病有关，所以美国癌症控制协会努力将癌症与传染病区分开来。癌症病毒理论不强调手术的治疗方法，这使它们与其他非正统疗法的联系更加紧密，但美国癌症控制协会试图阻止这些非正统疗法。正如第二章将要讨论的那样，在两次世界大战之间，人们在实验室里无法捕捉到病毒。有关癌症病毒的理论仍然与传染观念相关，随着研究群体的不断增多，大众对于癌症病毒存在的接受程度与发现它们的观察者的名气的关联性越来越强[64]。外科医生和内科医生是构成研究群体的核心人物。与实验室工作相比，他们更关心微生物癌症理论的含义，以及如何将它们传达给公众。

这对癌症病毒的观察研究尤为适用。提供病毒与癌症有关的视觉证据似乎是微生物实验室中实验人员的惯用方法。经常有实验人员宣布自己发现了癌细胞，并提供了这些病原体的图像。然而，最有可能引起癌症的病原体的大小超出了光学显微镜的分辨率，所以实验人员需要新的可视化技术[65]。例如，1925年，英国国家医学研究所的病理学家威廉·盖（William Gye）宣布，他已经证实了关于劳斯在鸡的肿瘤中提取的"可过滤因子"的感染性的研究结果。另外，盖的同事使用紫外线显微镜，声称在肿瘤样本中发现了病毒，它们可能存在因果关系[66]。这些结果立即引起了人们的兴趣，成千上万的人走上伦敦街头表示庆贺。据报道，盖正在努力研制一种对抗癌症的疫苗或血清[67]。

美国的癌症专家对盖的实验结果持怀疑态度。这与盖公布实验结果的方式密切相关。在他们眼中，盖犯了两个错误：第一，在他正式发表自己的研究结果之前，就向媒体宣布了自己的发现；第二，他积极地讨论癌症的非手术治疗方法。一位病理学家写道:"很不幸,这完全颠覆了正常的程序[68]。"另一位作家尖锐地指出:"在谈论治愈人类之前,盖应该先闭上嘴巴治愈一只母鸡[69]。"劳斯在洛克菲勒研究所的一位同事詹姆斯·墨菲(James Murphy)向《伦敦时报》(*London Times*)说,"应该强烈反对……投机和预期"[70]。《新共和》(*The New Republic*)杂志的一篇社论严厉批评了那些报道盖的研究成果并使其造成轰动效应的报纸:"提到癌症问题时,还有人会在意它的科学性吗?……沉浸在'伟大的新科学发现'故事的几百万人中,还有人会注意到新闻中所描述的实际细节吗?……令人兴奋的原因是癌症的可怕,而不是科学成就的伟大[71]。"第二年,即1926年,美国癌症控制协会开始投身于否认癌症传染性观点的最激烈的运动当中。

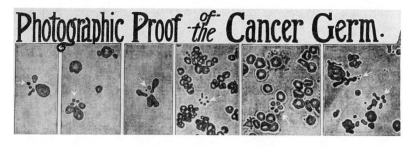

图1.5·光学显微镜兴起之后,许多人声称发现了癌症微生物。这些工作说明了他们在某些方面具有共鸣——"看见"病毒,即使事实证明它们在显微镜下是难以捕捉的。图中标题摘自《盐湖城论坛报》(1912)。

一些非正式杂志也报道过癌症病毒。1931年,《科学新闻快报》报道了一架超级显微镜,它是由参加第一次世界大战的海军老兵罗亚尔·赖夫(Royal Rife)在南加州发明的。赖夫声称,他在设计中加入了偏振光和石英棱镜,能够看到以前通过显微镜无法观察到的病毒[72]。此后不久，在《科学》杂志上，一位医生声称，在使用赖夫的显微镜时看到了微小的"可过滤细菌"的图像，"可过滤细菌"是病毒的同义词[73]。现在人们认为赖夫的显微镜是一种非正规的癌症治疗仪器，因为赖夫声称它能够将癌症病毒可视化并将其摧毁，赖夫显微镜的倡导者们在20世纪30年代参与了关于病毒的本质和可检测性的辩论[74]。

回顾过去，那些清晰的界限在当时很难被看出。虽然许多癌症研究人员对赖夫设计的显微镜不以为意，但它能让研究人员"看到"病毒，其与另一种新型实验工具电子显微镜的本质大体相似[75]。一些作者谈到赖夫的显微镜和电子显微镜时写道："借助它的新眼睛……科学终于突破了公认理论的界限，进入了病毒的世界，我们可以期待治疗和预防该致命疾病的新方法[76]。"

尽管如此，20世纪20—30年代，美国癌症控制协会和医学权威机构还是做了很多工作，来让公众相信癌症与传染病之间没有任何关系。这造成癌症病毒理论受到了公众的冷遇。例如，在杰克逊实验室（Jackson Laboratory——一个遗传学实验中心），有位研究人员在老鼠代乳实验中发现了"乳因子"，它会导致乳腺肿瘤的高发。由于担心同事们会因为一句不合适的话而引发关于病毒理论的争辩，所以他拒绝提供该研究结果[77]。在人们对癌症病毒的科学观点转变很久后，该研究人员仍然担忧讨论癌症病毒是否恰当。1957年，劳斯的同事理查德·肖普（Richard Shope）与美国公共卫生署的代表安排了一场关于他的肿瘤病毒研究的讲座。他强调："演讲稿是为知识渊博的科学家写的。"他没有把演讲稿的副本提供给《纽约时报》，理由是"如果对演讲稿的内容断章取义，那可能会产生耸人听闻的头条新闻[78]"。

持续的接触传染论

20世纪早期，通过修订和扩展实验室的感知机制，科学家解决了许多关于癌症病毒的争论及一些模棱两可的观点。但是，公众的行动和态度表明，他们仍将癌症视为一种传染性疾病。1962年，《生活》杂志刊登了一篇关于癌症病毒的特稿，随后该特稿又刊登在《读者文摘》（美国）上。由此人们认为劳斯是研究癌症病毒的领军人物，并给他写了大量的信件。劳斯抱怨道："我收到了大量的信件，他们都想让我回答一些问题[79]。"这些现象反映出，虽然经过多年的教育工作，专家对病毒和癌症的本质认识发生了重大变化，但公众仍然非常关注癌症病毒。一名作家推测，他在牛身上观察到的癌变细胞含有病毒，这些病毒会传染给吃牛肉的人[80]。一位忧虑的丈夫写信给劳斯，询问癌症是否会"通过正常性交传染给妻子"[81]。一位记者写道，在阅读了这篇文章并得知之前住在她公寓里的人都死于癌症后，她感到非常不安，以致"无法入睡"。"有什么方法能杀死细菌或癌症留下的其他东西吗？"她询问道[82]。

劳斯给所有人回信，并保证即使存在癌症病毒，癌症也不会传染。然而，此类交流在一定程度上显示了在整个癌症病毒理论中，传染病和细菌理论哪种更占据统治地位。一位作家在20世纪70年代初被诊断出患有癌症，她怀疑是她的宠物狗将癌症病毒传染给她的，尽管劳斯曾再三向她保证"这是不可能的"[83]。更可悲的是，1973年，一名霍奇金淋巴瘤患者在阅读完一份报道后不久就自杀了，该报道认为他所患的疾病是由病毒导致的。他留了一张纸条，说"他无法忍受会把癌症传染给家人所带来的思想压力"[84]。

对许多人来说，将癌症视为病毒性疾病并不能消除由癌症带来的恐惧和悲观情绪。然而，在20世纪中叶，癌症病毒引起了两种反应，一种与医学权威有关，另一种与人们长期具有的传染信念有关，它们与在实验室中形成的癌症病毒生物医学观点完美结合。与之前的恐惧或焦虑不同，这一信念的力量来源于这样一个迹象：确定癌症病因标志着向预防这种可怕的疾病迈出了重要的一步。

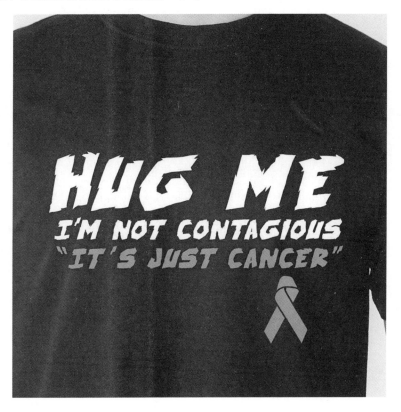

图1.6·医学界对癌症与传染病之间联系的否认已经持续了一个多世纪。这件T恤于2017年上市销售。图片由Zinga World Wide LLC（美国的一家采购商）提供。

第二章

癌症是病毒性疾病

　　1922年冬天,在密苏里州哥伦比亚市的一个女子俱乐部里,当地的外科医生尼尔(M. P. Neal)正在极力反驳癌症具有传染性的观点。他引用了一个耸人听闻的证据,"美国最顶尖的外科医生"将肿瘤组织的碎片植入手臂上的伤口中,但这种做法并没有引起癌症[1]。如果不是这样的证据,尼尔的做法就会被看作临床医生和外科医生为了让大众区分癌症和传染病而做的宣传教育,20世纪20年代和30年代经常会举办这种教育活动,正如第一章所述。虽然癌症和传染病的关系在公众的脑海中根深蒂固,但通过生物医学来研究癌症则面临着医生的强烈质疑。自从微生物理论被提出以来,临床医生就不断质疑实验人员的微生物病因论,认为细菌不能致病,就算致病也与治疗无关。尼尔非常清楚,他引用的这个自我实验会让人想起19世纪巴伐利亚反传染病学家马克斯·约瑟夫·冯·佩滕科费尔(Max Joseph von Pettenkofer)的一个实验——为了证明霍乱弧菌(vibro cholerae)与霍乱无关,他吞食了霍乱弧菌的样本。随着微生物理论不断被引导到癌症问题上,临床医生和实验人员之间的关系变得越来越紧张。《癌症问题》(*The Cancer Problem*)(1914)的作者(一名外科医生)写道:"癌症不属于病因学和治疗观念革命性变化的范畴,革命性变化是指发现许多疾病的感染性质[2]。"

　　癌症病毒学的倡导者们在试图建立实验和临床可信度时遇到了反对意见,这些反对意见为疾病的分子化过程提供了案例[3]。正如几代学者证明的那样,细菌理论出现后,医学实践中不存在单一的"细菌学革命"。细菌学说既是一种文化现象,是人们在长期的疾病传播中所形成的看法,也是实验室的一种医学新方法。微观粒子致病理念遭到了许多医生的质疑,甚至是那些具有"科学医学"倾向的医生[4]。随着癌症研究转向病毒学,由于人们不清楚病毒的本质,这些质疑的声音变得越来越多[5]。

研究从一开始就进展得不顺利,劳斯在研究鸡的肿瘤病毒的来源时遇到了困难,而且研究一直是在临床医生的质疑中进行。

20世纪50年代,病毒致癌理论在医生和生物学家中重新兴起。这主要得益于微生物群落在微生物世界感知机制中的两个方面的进展:第一,新科技在细菌学和病毒学之间创造了一种强有力的类比法,并表明自然界中存在大量的癌症病毒;第二,生物学研究与整个临床医学实践的相关性得到承认,如果没有这一条,仅凭第一个方面很难取得这么大的发展。细菌学的发展为大学和慈善机构的生物医学研究创造了一个新的空间,在这里,癌症病毒作为研究的分子实体,可以不受医学怀疑主义的影响。后来,疫苗接种为了解病毒研究的治疗潜力提供了可能。随着实验室技术的不断发展,疫苗在治疗病毒性疾病方面所发挥的作用越来越大,促使癌症病毒成为21世纪中叶生物医学的研究目标。

细菌理论与临床

起初,微生物学家和执业医师之间存在的争议比后来由广泛应用细菌理论所引起的争论要大得多。不同于将新技术(显微技术或化学技术)应用于医学实践,微生物理论提出了一种思考疾病的新方法,这种方法虽然具有巨大的潜力,但也存在巨大的争议。批评者提出的反对意见正中主题:他们强调了感染、因果关系以及生物学与医学实践的关系等重要问题,使癌症病毒的研究在整个20世纪都陷入了困境。

1882年,罗伯特·科赫(Robert Koch)鉴定出结核杆菌,成了实验室鉴定致病因子的范例。科赫在结核病方面的成功依赖于两项创新——实验创新和概念创新。在实验创新方面,科赫从自己以前的病理学研究中设计出一种方法,利用该方法在培养皿上培养出结核杆菌,然后使用新的染色方法,从而在显微镜下观察到了它们。在概念创新方面,他设计了一套方案来确定微生物与疾病临床表现之间的因果关系,后来这种方案被称为"科赫法则"。科赫从肺结核病人体内分离纯化病原微生物,然后再感染健康的实验动物(实验对象是豚鼠)。实验动物生病后,科赫再通过培养和染色技术证明实验动物组织中存在结核微生物。这些步骤(将病原体与疾病联系起来,对病原体进行纯培养,感染健康的生物,重新分离病原体)为揭示未知世界的因果关系提供了强大的技术支撑。然而,科赫不厌其烦地指出,细菌可能是造成肺结核的一个原因,但这并不能说明细菌就是唯一的原因。他也将该研究范围扩大到了人类疾病,但面临着许多阻碍。对于感染健康生物等实验步骤而言,如果把人作为实验对象,研究人员就面临伦理挑战;如果把动物作为实验对象,研究人员就面临实践挑战[6]。

科赫专注于推断微生物和疾病的因果关系,他的法国同行路易斯·巴斯德(Louis Pasteur)则推动了利用病原体(通过实验室分离病原体)治疗的发展。1880年,巴斯德向巴黎科学院宣布,他已经成功地研发出一种"疫苗",或者说一种毒力被削弱的微生物,其可以防止鸡感染鸡霍乱。在该研究结果上,巴斯德认为,只要得到病原体,就能用疫苗来预防任何由该病原体造成的疾病[7]。研制出禽霍乱疫苗是巴斯德和科赫在19世纪80年代和90年代为细菌学所做的众多贡献中的第一个。他们的成功激起了人们的民族自豪感,并证明"细菌理论"将通过实验室研究为人类健康保驾护航。巴斯德的工作所强调的疫苗前景使得人们极大地提高了对科学医学的认可度[8]。

　　巴斯德在疫苗方面的工作证明了微生物学在治疗方面的惊人潜力。虽然人类的其他疾病,尤其是天花,早就可以通过接种疫苗进行预防,但接种过程仍然存在风险。细菌理论有望改变这种情况,即使面对可怕的疾病。1885年秋天,巴斯德宣布他已经研制出狂犬病疫苗,并用它治愈了一个被疯狗咬伤的小男孩。虽然这一声明掩盖了关于疫苗本身有效性或安全性的不确定性,但公众对此反应热烈[9]。他保证,任何一种由微生物引起的疾病都可以用类似的方法进行预防。大西洋两岸的人们都为此着迷。1885年12月,读者纷纷向《纽瓦克日报》(*Newark Daily Journal*)捐款,对被疯狗咬伤的6名儿童进行资助。远在西部的圣路易斯也报道了孩子们的巴黎之旅。在美国,该事件促使媒体不断报道实验医学的研究前景[10]。

　　巴斯德和科赫的研究引起的关注激发了人们对人类疾病生物学研究的兴趣。然而,微生物理论作为一种探讨疾病病因的方法,需要不断应对来自概念、文化和实践上的困难。细菌学提出的病因标准也给疾病的分类带来了巨大的变化。疾病的定义与所观察到的临床症状无关,而是由看不见的微生物决定的。临床医生对疾病的定义可能与细菌学家的定义大相径庭[11]。科赫发现结核病微生物后,许多英国医生认为,这种疾病的传染理论与他们的临床经验相悖,因为很多结核病病例都是已知的。在一项调查中,近三分之二的医生都表示没有发现肺结核病能相互传染[12]。

　　细菌理论所提出的无条件限制的偶然联系很难被证实。细菌理论的很多版本都认为接触细菌和疾病的发生是同时的。从这一观点来看,结核病就是结核细菌感染的同义词。这种形式的因果关系没有体现出身体免疫的任何作用;严重的免疫反应使感染和疾病发生之间的因果关系复杂化。微生物理论的批评者们上演了一场惊人的表演(正如前面提到的佩滕科费尔在观众面前吃下了霍乱细菌样本),以证明接触微生物并不会导致疾病的出现以及无明显症状的感染频繁发生。此外，某些疾病在几代人之间传播，如梅毒，既可以被解释为遗传缺陷，也可以被解释为从父母传染给子女。在微生物理论引入之后的20年里，医生、病理学家、细菌学家和其他对疾病感兴趣的人就疾病病因达成了共识，即疾病是遗传、环境和微生物等因素相互作用的结果，微生物并不是导致疾病的唯一原因[13]。

多因素因果关系模型可以协调新兴生物医学学科（如生理学、细菌学和生物化学）与临床医生和医学院之间的关系，临床医生和医学院仍受到大多数科学家的支持。他们不愿意放弃疾病的诊断和治疗权。德国一位颇有影响力的医生写道："细菌学家急切地将疾病决定权从临床转移到实验室……按照人为方案……诊断结果是由微生物的培养者来决定的[14]。"

这种怀疑态度对癌症病毒学至关重要，因为生物医学科学与学术医学的制度化发展密不可分。在这些环境中工作的研究人员希望找到一种研究途径，使研究的问题与临床医生面临的问题相关。在这种背景下，研究人员对那些与临床问题或临床经验无关的疾病理论问题将不做探索[15]。因此，在20世纪早期，大多数从事癌症病毒研究的网点不在大学院系，而在那些受到医疗慈善捐赠者资助的生物医学研究社区中。这些医疗慈善捐赠者是在探索"改革"医疗实践，而不是为医疗实践服务。1900年前后，德国和美国成立了一些癌症研究机构，它们研究的核心内容是癌症微生物或寄生虫[16]。遗传学、生物化学和细菌学等新兴领域的科学家们都在努力探索和保护他们的方法，这些方法有助于他们理解癌症[17]。

佩顿·劳斯与实验室里的病毒挑战

洛克菲勒医学研究所（Rockefeller Institute for Medical Research）——劳斯工作的实验室，就是这些新机构之一。在石油大亨约翰·戴维森·洛克菲勒（John D. Rockefeller）的资助下，洛克菲勒研究所于1901年成立，目的是创造出与德国学术型科学家相同的独立科研环境，以供美国医学科学家使用。它的领导人拥护实验室生物学能促进医学发展的观点[18]。劳斯在约翰霍普金斯大学医学院（Johns Hopkins University Medical School）接受完医生培训后来到这个研究所。同时他还在密歇根大学（University of Michigan）的病理学实验室工作。1908年，劳斯开始在该研究所工作，担任实验室助理。在1910年以前，劳斯是病理学和细菌学的助理研究员，没有自己的实验室。作为生物学的两个子领域，病理学和细菌学迅速在医学上被应用起来。与医学院不同，在该研究所，这两种方法都能被用于癌症的治疗[19]。

最重要的是，研究癌症的实验人员正在寻找一种能够在实验室中稳定重复发生的疾病。与那些无法预测的"自发性"癌症相比，这种类型的肿瘤研究相对比较容易。劳斯研究癌症时，既无法在实验条件下诱导肿瘤产生，也无法在活体外培养肿瘤组织。1915年，实验室首例化学诱发的癌症研究成功。其他研究人员直到1909年才开始了一项长达数十年的研究工作（易患癌小鼠的培育）。1901年，首个稳定的实验室肿瘤研究系统（将肿瘤从一只老鼠移植到另一只老鼠身上）建立。这些研究中，特别是对移植肿瘤"耐受性"的免疫学研究，是20世纪进入早期癌症实验工作的主要途径之一[20]。移植所带来的实验问题不是关于这些肿瘤是如何引起的，而是涉及其他物种中类似肿瘤的鉴定和繁殖[21]。

劳斯的第一个实验就遵循了这种方法。1909年9月，当长岛的一位家禽饲养员带着一只"体形巨大、具有不规则球状肿块"的母鸡来到研究所时，劳斯很兴奋。目前还没有人在鸟类身上发现可移植的肿瘤，劳斯想从母鸡身上发现这种肿瘤。当劳斯首次讨论他的研究时，他感到很开心，因为肿瘤在健康鸡身上移植了四代后，存活了下来，而且始终保持着"正常形态"[22]。

当劳斯试图选定肿瘤移植的最小片段时，他的工作转向了细菌学。通过与洛克菲勒研究所其他研究人员的交流，劳斯知道了过滤肿瘤提取物的不同方法。对微生物学来说，感染因子大小的确定主要依赖于过滤器的孔径。劳斯从滤纸开始，这种滤纸只允许少数红细胞和淋巴细胞通过。然而，过滤后的溶液被接种到健康的鸡体内时，仍然会传播肿瘤。接下来，劳斯利用了细菌学实验室的常用设备——英国伯克菲尔德水过滤器。在市政水过滤设施普及前，一些家庭担心水里有微生物，就会用伯克菲尔德过滤器进行过滤除菌。过滤器将水压过细沙，因此，大众认为它能够除去致病微生物。这种过滤器很快被应用到实验室。劳斯使用伯克菲尔德过滤器过滤肿瘤提取物，过滤后的提取物仍然能引起肿瘤。用一些不合适的术语来说，劳斯表示确定肿瘤因子是"可过滤的"，但无法通过过滤器将其除去。根据他的研究结果，一个结论是"在家禽肉瘤中自我延续的因子是一种微小的寄生生物"。劳斯继续说："可以想象，肿瘤细胞分泌的一种化学刺激物可能会导致肿瘤[23]。"

劳斯的声明引起了大众的兴趣。他收到了俄罗斯、日本、英国和德国的记者向他要肿瘤样本的诉求[24]。纽约新新监狱的一名囚犯写信给监狱看守，自愿要求接种"癌症病菌"，以测试癌症是否能以类似的方式从一个人传染给另一个人[25]。劳斯对其研究结果进行了内部报告，详细阐述了这种病原体是一种比细菌还小的"病毒"[26]。

劳斯已经发现了一种肿瘤病毒，这促使该研究所人员继续努力，进一步证明实验室病毒研究对理解疾病的重要性。该研究所的微生物学研究（细菌学是其中一个子领域）是展现实验室研究人员为临床医学做出的贡献的核心部分。面对持质疑态度的动物保护者（拒绝使用实验动物的人）和充满敌意的群众，研究所的研究人员想证明，实验室能鉴定出导致人类疾病的致病微生物。1909年，劳斯微生物实验室的前任领导西蒙·弗莱克斯纳，就是证明脊髓灰质炎是由病毒引起的几位科学家之一[27]。

然而，病毒的本质仍然是未知的。1910年，从医学观察者的角度来看，不同类型的可过滤因子的区别标准是混乱且有争议的。临床医生和生物学家既不能在实验室中直接观察到可过滤因子，也不能在宿主体外培养它们（如果它们能自我繁殖的话）。弗莱克斯纳为《美国医学会杂志》撰稿，认为脊髓灰质炎的病原体是病毒而不是细菌，因为它即使暴露在甘油里仍然活跃（细菌不是），而且不能被过滤。最后，弗莱克斯纳总结这种病原体"属于一种微小的可过滤病毒，这种病毒迄今为止还没有在显微镜下得到确切证实"[28]。

人们通过化学染色和光学显微镜就能检测到细菌，但病毒的存在只能通过它们在动物或植物宿主体内产生的生物效应来推断。例如，烟草花叶病毒可以杀死烟叶，牛瘟病毒可以杀死牛，狂犬病毒导致犬类发狂。在实验室里，病毒的定义取决于它们不能做什么：不能从溶液中过滤出来（就像细菌一样），无法培养，在显微镜下也观察不到。因此，定义病毒的方法几乎和分离病毒的方法一样多[29]。目前还不确定这些因子是否应该被归为活的寄生虫或酶，在劳斯研究之后的几十年里，有关这个问题的争论日益激烈[30]。这个令人困惑而又神秘的因子是如何导致疾病甚至产生癌症的呢？

之前，关于微生物学研究与癌症相关性的辩论，使劳斯的研究结果在其他领域遇冷。《纽约时报》将他的发现与之前的传染病研究联系起来，并提醒读者"癌症的微生物理论并不新鲜"，也"没有得到普遍接受"[31]。由于担心引起公众恐慌，弗莱克斯纳很快就承认："癌症不容易传染"，也没有"临床证据"表明癌症会在人之间相互传染[32]。研究肿瘤移植的实验人员对劳斯的发现提出了许多问题：其对其他肿瘤的适用性如何，过滤器是否允许更大的肿瘤病毒通过，以及劳斯是否确定长出来的新肿物就是肿瘤[33]。甚至可移植肿瘤的稳定性也表明，它们是实验室的人工制品，而不是癌症的替代品。巴斯德研究所（Pasteur Institute）的研究人员认为，这些移植物的研究只显示了癌症的"重塑过程"，而没有揭示癌细胞的起源[34]。

詹姆斯·尤因（James Ewing）是一位受人尊敬的肿瘤学家，在纽约著名的纪念医院（Memorial Hospital）工作。他是一位杰出且有影响力的批评者，对以实验室为基础的癌症疗法持强烈的怀疑态度[35]。他警告说："人们应该再次考虑一下，将人类病理学的标准应用到鸡的组织上是否合适[36]。"尤因在其广为流传的肿瘤学教科书中列举了一些人们在揭示癌症传染原因时所面临的困难。尤因坚持认为，传染病与癌症的本质是不同的。癌症发生的原因似乎有很多，而且癌症肿瘤的表现形式也是多样的，因此不同的病例之间很难找到相似之处。临床经验表明，肿瘤通常是由化学或遗传原因导致的。最后他总结道："疾病微生物理论的过度影响，导致寻找特定寄生虫的研究的暂时流行，只有深入了解细胞生物学，才能有效地遏制这种现象[37]。"

劳斯的专业是病理学而不是细菌学，因此，他担心自己没有好的微生物学技术去证明可过滤因子与癌症之间的关系。洛克菲勒医学研究所的领导层，尤其是弗莱克斯纳，也热切希望能看到他将精力集中在癌症的病理学研究领域，这将带来更直接的治疗回报。因此，在1915年，劳斯开始了其他的研究，不再进行癌症病毒的观察[38]。

构建癌症的实验室研究方法

在"一战"和"二战"期间，癌症的实验研究进展缓慢，使劳斯充满了挫败感。在细菌理论为公众带来新前景及外科手术为治疗癌症带来新希望之后，用一位历史学家的话说，20世纪初是癌症研究和治疗的"荒芜年代"[39]。除搜寻病毒之外，探索癌症病因的实验研究并没有带来治疗回报，无法证明为此而动员整个抗癌群体的做法是合理的。

在孟德尔遗传学和优生学的影响下，美国科学家开始对易患癌小鼠进行品系的培育。在许多情况下，遗传研究的目的是反驳癌症具有传染性的观点[40]。与病毒学家一样，遗传学家也对"基因"的物质特性和因果关系进行了激烈的辩论。由于无法将基因形象化或当作实验实体来操纵，因此，人们并不清楚发现某种疾病基因的具体意义[41]。1929年，在福特和哈德逊汽车公司的赞助下，癌症遗传实验研究的倡导者在缅因州巴尔港开设了杰克逊实验室（Jackson Laboratory）。为了研究癌症的遗传性，该公司开展了大规模的纯种小鼠培育工作，这是实验生物学中大科学的早期例子[42]。

然而，即使在人类身上发现了癌症基因，遗传知识也无法提供治疗的希望。芝加哥的一位医生抨击了一组早期关于老鼠癌症遗传可能性的研究，说："该研究摧毁了癌症患者或假定的癌症患者所有的希望，也让他们的孩子在这个问题上变得病态（如他们孩子患癌的可能性），简直就是对患者的精神折磨[43]。"许多关于癌症遗传性的研究继续背负着这种耻辱。它们唯一的治疗应用似乎是优生学的选择性生育。一种罕见的癌症——视网膜母细胞瘤的遗传学研究者建议有这种癌症家族史的父母不要生孩子。如果患有这种疾病的夫妇生了孩子，而且其中一个孩子患上了癌症，那么作为治疗手段，孩子应该被绝育[44]。事实上，杰克逊实验室的主任利特尔也是优生学的倡导者。

从更广泛的意义上来说，对癌症病因的研究包含许多可能性，这些可能性来自癌症生物学的内部和外部。对癌症患者的心理、饮食和行为解释（过多或过少的性行为、抑郁、过度放纵或心理压抑）都出现在医学和大众的讨论中[45]。1915年，人们发现煤焦油化合物会导致癌症，但这并没有促使新治疗方法的产生，而是开启了关于染料和化学工业工人安全的讨论[46]。像美国癌症控制协会这样的专业团体，在推进癌症研究的治疗方面犹豫不决。由于这个原因，协会的创始人故意在1913年的组织宪章中省略了研究活动[47]。

美国癌症控制协会的领导层在公众教育服务中不得不面对癌症研究给人们带来的希望和失望的紧张情绪，而有关癌症起因的研究并没有为此提供解决方法。在有关癌症病因和治疗方法的讨论中，该协会似乎卷入了医生和替代治疗师之间的竞赛中，即究竟谁才是最好的癌症治疗者[48]。1926年，富商威廉·桑德斯（William L. Saunders）写信给美国癌症控制协会，承诺拿出5万美元作为奖金，颁发给发现人类癌症本质的人；再为任何能够提供治疗的个人或组织提供5万美元。这封信在美国癌症控制协会内部引起了很大的争议。尤因怀疑美国癌症控制协会是否有足够的能力或专业知识来应对这么多的提案。他担心广泛地征集意见是一种"鼓励谎言"的做法。事实上，美国癌症控制协会的主任说，该协会将桑德斯作为治疗方法的裁判，是为了证明金钱奖励无法解决癌症问题。美国癌症控制协会通信委员会最终收到了5000多份意见书，但没有一份有价值[49]。

整个癌症研究领域都弥漫着这种沮丧感，病毒学研究领域也不例外。病毒学家继续解决在实验室中运用科赫法则时所遇到的困难，即如何将病毒与疾病联系起来，即使是在具有传染性的疾病中。在不断的失败中，一些著名的病毒学家建议完全放弃科赫法则[50]。20世纪20—30年代，癌症病毒的研究一直伴随着这些争论。研究人员很难从其他肿瘤中分离出可过滤因子，因此病毒致癌理论的支持者们认为病毒"隐藏"或"潜伏"在肿瘤细胞中，而这种假设需要得到病毒致癌学说的怀疑者的信任[51]。面对这些困难，许多实验室的癌症研究人员倾向于将病毒纳入癌症的因果关系中，并同时考虑到其他可能的因素，包括化学刺激和遗传敏感性。两次世界大战期间发表的一本病毒学文献《可过滤病毒》（*Filterable Viruses*）（1928）中就采用这些可能的因素来解释癌症[52]，这是一本具有里程碑意义的书。一些机构还在进行癌症病因的研究，特别是洛克菲勒医学研究所，劳斯的同事理查德·肖普（Richard Shope）调查了造成兔乳头状瘤的病毒[53]。

然而，这项工作的重心似乎偏离了人类癌症。在20世纪30年代，从科学和医学观察者的角度来看，关于癌症病毒的讨论往往在对实验室发现的怀疑和对治疗癌症微生物的主张的否定之间摇摆。对癌症专家来讲，1938年是癌症病毒理论研究的低谷，当时的美国卫生局局长成立了一个委员会，其成员是实验医学的领导者，该委员会建议新成立的美国国家肿瘤研究所进行基础的癌症研究。虽然这么做会出现有意义的新实验结果，但癌症病毒学的提倡者担心，报告会低估病毒的重要性[54]。委员会的领导人回答这一问题时强调了诚实和克制："目前，这一领域的知识充满了不确定性，没有……得出非常明确的结论[55]。"最后报告避开了对病毒的讨论，并强调对任何治疗癌症的方法都应有"长期的耐心和打持久战的准备"的观点[56]。

癌症病毒的新潜能

到20世纪50年代，生物医学和大众对癌症病毒学的态度都有所转变。美国国家肿瘤研究所也一改最初的怀疑态度，在21世纪末启动了第一项大规模的癌症病毒学投资，并在此后持续进行了几项大规模投资。随着新技术和新设备的不断发展，以对其他病毒性疾病的研究为经验，病毒成为疾病的研究媒介，并参与到癌症的分子化研究中。这些工具和技术与20世纪二三十年代劳斯和他的同事所使用的不同，能够进一步对比病毒感染和细菌感染的不同。除特定的实验室设备进展之外，癌症病毒的概念与微生物学的生物医学研究目标的结合，重新引起了人们对癌症治疗的关注。值得注意的是，那些相信病毒学和疫苗治疗潜力的团体，投身于癌症病毒研究，并取得了新进展，而那些参与早期传染性癌症辩论的研究者并没有进行相关的研究。

在第二次世界大战期间，生物学家用上了那些之前昂贵而稀有的仪器，这些仪器为科研发展带来了力量。在战争期间，有许多病毒学家从事疫苗生产工作。在1918年流感大暴发之后，陆军担心流感病毒再次暴发。这些病毒学家得到了一种相对较新的仪器——超离心机。超离心机产生的离心力比普通离心机大得多，在质量差异很小的情况下也能进行分离。该仪器不仅可以用于分离，也可以用于纯化不同病毒株以及将其进行分类。病毒学家利用该仪器将病毒从其他细胞物质中分离出来。反过来，该仪器促使病毒传播和检测的研究方向从定性问题转到了定量问题，即对"隐藏"或"潜伏"的病毒的定性问题转到对病毒纯化的定量问题[57]。超离心机的支持者们对此信心满满，他们认为，想要解决科赫法则所面临的实际困难，最好的方法就是通过超离心法对肿瘤样本的病毒进行纯化——这样可以避免动物研究中固有的复杂的免疫反应[58]。

　　第二次世界大战后，美国的国家脊髓灰质炎基金会（National Foundation for Infantile Paralysis）确信病毒感染会引起脊髓灰质炎，决定资助病毒学研究，具体原因将在第三章中进行讨论。无论该基金会的投资动机是什么，它的决定都为病毒学注入了活力。在20世纪40年代末和50年代初，该基金会资助了大量的病毒学研究项目，使病毒学成为与遗传学、生物化学、生物物理学相互关联的跨学科专业。无法对病毒进行体外培养和研究，成为限制病毒学发展的重要障碍之一，因此，国家脊髓灰质炎基金会投入了大量资金，建立了病毒体外培养系统，该系统利用抗生素、细胞系和其他技术为病毒的研究提供了一种新方法。据估计，截至1959年，美国近三分之一的病毒学家是由该基金会培养的[59]。

　　培养病毒的新方法证明，病毒感染人类是一种普遍现象，而不是特例。到1948年，病毒学家确认了20种人类特有病毒；而到1958年，确认的种类多达70种[60]。《纽约时报》报道了一项研究，任职于美国的国家过敏和传染病研究所的病毒学家罗伯特·许布纳（Robert Huebner），通过组织培养法和抗体实验，从人类和猴子的组织中分离出了25种病毒。这么多病毒的发现，扭转了疾病病毒病因论的倡导者所面临的局面，他们所面临的困难不再是什么病毒伴随着什么疾病，而是什么疾病伴随着什么病毒[61]。鉴于病毒的普遍存在和不同的感染方式，大多数人都可能是病毒的携带者，具有潜在感染性，这种现象要么是由单独的化学或遗传因素引起的，要么是二者共同造成的。"我们有充分的理由相信，现在的病毒和与之对应的疾病早就存在了，只不过现在才认识它们。"另一组评论者评论道[62]。

　　电子显微镜是影响20世纪病毒学的最后一项技术。在所有的新技术中，它提供了寻找病毒最直接的方法——电子显微镜图片与传统的光学显微镜检查组织病理的方法相符。电子显微镜是美国无线电公司在第二次世界大战期间以商业用途为目的开发的，它的推广使人们开始热衷于亚细胞结构的研究[63]。任职于得克萨斯州安德森医院和肿瘤研究所的病理学家利昂·德莫霍夫斯基（Leon Dmochowski）是病毒观察（通过电子显微镜技术）领域的顶级大师。他的职业生涯始于利兹大学实验病理学系，他通过超薄切片技术来研究亚细胞结构，从而寻找乳腺癌细胞和牛奶中的病毒颗粒[64]。搬到美国后，他继续通过电子显微镜寻找肿瘤组织中的癌症病毒颗粒，并就此发表了许多文章[65]。1957年初，德莫霍夫斯基通过报纸宣布，他在白血病患者的血液中发现了病毒[66]。同一年，他声称，在访问得州大学安德森癌症中心时，在那里的白血病患者身上也发现了病毒颗粒[67]。癌症病毒学家，如佩顿·劳斯，也被电子显微镜的放大功能所鼓舞。在1958年举办的世界博览会癌症病毒展览上，主办方向劳斯征求展览的设计意见，劳斯认为病毒显微镜照片会在展览上"产生巨大的轰动效应"[68]。

随着科学的不断进步与发展，公众越来越相信病毒是一种分子，实验室能够鉴定和研究病毒。这为新的癌症病毒的研究创造了良好的环境，使这些研究更容易获得公众的支持。在20世纪30年代末和40年代，人们发现了很多肿瘤病毒。然而，除了比特纳的"乳因子"，哺乳动物中似乎不存在这些病毒[69]。1953年，这种情况发生了改变，卢德维克·格罗斯（Ludwik Gross）发现了小鼠白血病病毒。格罗斯在长途跋涉后来到美国，开始了小鼠白血病的研究。他出生于波兰，在克拉科夫进行了医生培训。1931年，他前往巴黎，在巴斯德研究所完成了研究生课题。巴斯德研究所是进行微生物学研究和疫苗开发的堡垒。在该研究所，格罗斯试图通过免疫小鼠来抵制细胞移植。在研究中，格罗斯试图将肿瘤的过滤提取物注射到小鼠身上以引发癌症（借鉴劳斯的实验方法），但失败了。1938年，格罗斯访问了美国国家肿瘤研究所、耶鲁大学医学院、洛克菲勒医学研究所和美国其他机构，但未能找到可以继续进行研究的工作。沮丧之下，他又回到了克拉科夫，1939年9月，纳粹入侵波兰后，他逃到了罗马尼亚。随着纳粹势力在欧洲范围内的不断扩大，格罗斯先后逃到了意大利、法国，最后逃到了美国。他在巴黎沦陷前两周离开了法国。但一部分研究多年的肿瘤组织样本被落在了巴斯德研究所。1943年，格罗斯获得美国国籍，加入了陆军医疗队[70]。

在第二次世界大战期间，格罗斯成了坚定的病毒致癌论拥护者。他重新解释了癌症在家族（小鼠和人类）中世代交替出现的遗传数据，认为这是母乳中存在"暂时性潜伏因子"的证据，"这可能是一种病毒"。格罗斯借鉴比特纳在老鼠培育工作中的经验，声称癌症是一种"垂直流行病"，"可确诊的肿瘤患者仅占携带该疾病病毒的患者的一小部分"。格罗斯总结说，虽然实验证据不足，但还是要"谨慎地说"，"我们可以预期，如果家族中任何患有肿瘤的女性从孩子出生开始就不喂母乳，那么某些肿瘤的发病率可以大幅降低，比如男性乳腺癌"[71]。格罗斯不仅把自己的建议牢记于心，还付诸实践。1944年，当他女儿出生时，他反对母乳喂养，坚持让孩子喝配方奶粉，这样做显然是为了减少隐性病毒的传播[72]。

战争结束后，格罗斯在布朗克斯退伍军人管理局医院的癌症研究部门获得了永久职位。他发现很难进行乳腺癌传播机制的研究：没有乳腺癌发病率极低的小鼠品系（有这种小鼠是证明乳腺癌病毒传播的先决条件）。此时，他发现白血病是个更好的研究目标。格罗斯有一种名为"C3H"的纯种小鼠，其很少患白血病，而另一种名为"AK"的小鼠，是白血病的高发者。他在小房间里为每只小鼠提供繁殖场所（以前在汽车后备厢繁殖），并给成年的C3H小鼠接种从AK小鼠身上获取的肿瘤过滤液。在随后4年的研究中，格罗斯的研究几乎没有取得什么进展。接种的小鼠没有感染白血病。格罗斯只能进行小规模的实验，因为不确定小鼠何时会感染白血病，所以一直观察着这些小鼠，从它们出生到死亡（18—24个月）。格罗斯将有限的实验经费都花费在养小鼠身上了。1950年出现了一种新方法，格罗斯参加了一场关于柯萨奇病毒家族的讲座，通过讲座他知道这种病毒会导致小鼠瘫痪，但病毒必须在小鼠出生后的48小时内接种，因为此时它们的免疫系统还没有发育好。这让他深受启发，他为刚出生的C3H小鼠接种从AK小鼠身上获取的肿瘤过滤液，发现其中很大一部分在"中年"（8到11个月）时患上了白血病[73]。

格罗斯的研究结果显示白血病的发病率相对较低，这是由于从滤液中提取的白血病病毒活性较低。只有对病毒传播论充满信心，他的研究才会取得成果。和劳斯一样，他的研究结果也遭到了纽约纪念医院肿瘤学家的批评[74]。然而，格罗斯在其他领域产生了更多兴趣。1952年，纽约科学院邀请他在一个有关癌症病毒的会议上发言[75]，从而使更多的人知道了他的工作；1951和1953年，《美国医学会杂志》（*Journal of the American Medical Association*）发表了报道，支持他的研究结果[76]。最重要的是，其他几组研究人员也在幼鼠身上寻找病毒，并发现了很多小鼠白血病病毒[77]。1958年，肿瘤病毒研究得到了进一步推动，当时美国国家肿瘤研究所的两名研究人员伯尼斯·埃迪（Bernice Eddy）和萨拉·斯图尔特（Sara Stewart）在重复格罗斯的研究时，发现了一种名为"多瘤"的病毒，这种病毒能够在多种成年啮齿动物身上引发肿瘤[78]。更令人兴奋的是，1958年，斯隆-凯特琳（Sloan-kettering Institute）研究所的病毒学家夏洛特·弗兰德（Charlotte Friend）宣布，她不仅分离出了小鼠白血病病毒，还研制了它的原始疫苗，为治疗人类白血病带来了希望[79]。

诺贝尔奖得主、病毒学家温德尔·斯坦利（Wendell Stanley），在第三届全美癌症大会上表示，"病毒……为解决人类的癌症问题提供了一种合理的实验方法"[80]。但是，斯坦利并不是癌症专家。他认为："实验证据与以下观点相符，即病毒是大多数癌症（如果不是全部的话）的病原，包括人类癌症。"该结论与他在加州大学伯克利分校实验室的研究结果无关，而是来自他的信念，即他相信这些病毒是可以被鉴定的[81]。事实上，1955年对索尔克疫苗（针对脊髓灰质炎的有效疫苗）的部署，激起了斯坦利研究癌症病毒的热情。当时公众对脊髓灰质炎的关注度有所下降，国家脊髓灰质炎基金会培训出的病毒学家已经开始寻找其他的项目和资金来源[82]。

"病毒时代"的癌症

1959年，《科学》杂志的记者格里尔·威廉斯（Greer Williams）写道："微生物的时代已经过去，现在我们生活在病毒时代[83]。"在这个十年即将结束时，鉴于许多动物肿瘤病毒的存在，及其他病毒性疾病疫苗，特别是针对脊髓灰质炎的疫苗的研发经验，现在人们可以考虑关于人类癌症病毒及其疫苗的预防接种问题。由于在啮齿动物、青蛙和鸟类身上发现了大量的肿瘤病毒，所以1960年格罗斯出版的仅393页的《致癌病毒》（ Oncogenic Viruses ）一书在1970年再版时多达991页[84]。美国癌症控制协会是美国癌症协会的前身。它摒弃了之前针对病毒癌症理论的谨慎态度，在1960年的宣传册中写道："已从患白血病的小鼠身上分离出了病毒,也已经研制出相应的疫苗。"尽管疫苗还不适用于人类,但还是为今后的研究提供了一条康庄大道[85]。

与前两代人的质疑观点不同,现在人们普遍认同病毒可以引起疾病。然而,研究病毒的癌症分子化过程是不平衡的。尽管随着新技术的不断发展和新病毒不断被发现,仍有很多人质疑癌症病毒。在观看人类白血病病毒的图片时,一名病毒学家尖锐地反驳:"在电子显微镜下,研究人员没有对颗粒进行标记[86]。"许多临床医生仍然不相信有关癌症病毒的报道,认为这不符合他们的经验。他们甚至对病毒的普遍存在性观点也持怀疑态度。一位科学家在肿瘤病毒研讨会上受邀发言,他说:"人体中可能存在大量的非致癌病毒,它们可能刚好出现在一些癌细胞中。这使情况变得复杂。"他表示,将肿瘤与病毒联系起来的任务将是"艰巨的"[87]。即使癌症病毒学家在查阅文献后,也倾向于发表这样的评论:"从大量的文字和观点中很难得出一个连贯的画面,也很难从中筛选出有意义的东西[88]。"

令人困惑的是,细菌学中因果关系的标准似乎永远无法应用到病毒身上,以证明病毒与人类癌症之间的联系。艾伯特·萨宾(Albert Sabin)是从事脊髓灰质炎疫苗接种工作的著名病毒学家。目前,他正在致力于寻找致癌病毒,并且发现无法用传统方法来证明癌症病毒的存在。萨宾警告说,即便可以通过小鼠白血病来类比人类白血病,但按照科赫法则,"最终证明"需要将病毒转移到"新生儿"身上,看他们是否会得白血病。他总结说,通过这种方法证明"组织培养细胞中的病毒颗粒会导致人类白血病显然是不切实际的"[89]。考虑到这些始终存在的不确定性,实验室的新发现在解决如何将癌症作为一种病毒性疾病的问题上只能发挥这些作用。传染性癌症的分子研究,并没有指出由谁来实现癌症研究的治疗承诺。

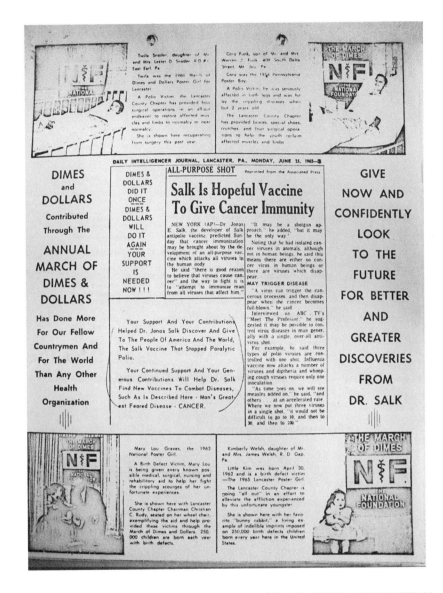

图2.1· 1963年,宾夕法尼亚州西部出现了"未经授权"的广告,其被保存于美国国家脊髓灰质炎基金会和美国癌症协会的信件中。脊髓灰质炎疫苗的广告和宣传,使人们对研发出癌症疫苗的期望越来越高。图片由一角钱运动档案馆提供。

第三章

政策的制定者和慈善家对癌症问题的定义

1925年,通过新的人口普查数据,马萨诸塞州的居民得知该州的癌症死亡率位居全国首位,因此,马萨诸塞州众议院提出了一项目标远大的法案:在全州范围内建立专门的癌症医院。这将是美国首家癌症专科医院,不仅可以治疗癌症,还可以追踪整个州的癌症发病率数据。为了达到这一目标,众议院提出了一项法案,该法案将该州的传染病监测范围扩大到癌症,将癌症与麻疹、流感和其他危害公众健康的疾病列为"法定报告"疾病。这些改进措施,连同新的癌症专科医院,为该州的癌症控制工作打下了坚实的基础[1]。

但是,马萨诸塞州的医生们一致反对这个项目。他们认为,癌症与传染病不同,不是一个具体的"临床实例"。国家规定的癌症报告只是为了方便"统计工作",并没有为公共卫生工作提供实质性的帮助。由于晚期癌症是无法治愈的,收集统计数据只不过是"对死亡人数进行简短的预测"。医生们认为,在"自愿"的基础上采取癌症的防治措施效果会更好[2]。为了抵制对国家药品的收费,他们对建议的制度进行了修改,要求在开设诊所前获得当地医生的批准,并取消法定报告要求。然而,由于不知道癌症在哪里发生,该项目的宏伟目标最终落实为波士顿郊区的一个诊所[3]。

马萨诸塞州的经历反映了政府在全国范围内参与癌症问题解决过程中所面临的一些主要困难。政府制定的应对传染病的公共卫生措施并不适用于癌症[4]。美国公共卫生署(US Public Health Service)成立于1887年,它的重点工作是预防国外的流行病,如在斯塔滕岛(Staten Island)的海洋医院(Marine Hospital)或天使岛(Angel Island)的移民站对海员和新近移民进行监视和隔离。直到美西战争后,他才开始将注意力转向国内公共卫生,此后一直坚守在这个领域,直到"一战"爆发。在扩大服务范围的同时,美国公共卫生署继续把重点放在鼠疫、疟疾、黄热病和伤寒等急性传染病上[5]。最详细的癌症统计数据(公共卫生干预的先决条件)来自私人人寿保险公司,这表明政府对癌症的干预能力非常有限[6]。在这种情况下,除最严重的紧急情况外,医生不愿受到任何侵犯其专业自主权的威胁,而且在新政期间,随着联邦政府不断干预美国社会的其他领域,人们逐渐发现政府似乎不太可能承担起解决癌症问题的责任,尽管在1937年,美国已经成立了国家肿瘤研究所。

与其他的社会福利活动一样,美国政府抗击癌症的运动最初也遵循着依靠慈善机构和专业组织部门的方法,并没有开辟出新的解决途径[7]。联邦政府对癌症问题的处理方法,一开始仅限于"联合状态"。联合状态是一种在20世纪20年代发展起来的政策制定方法,其将政府看作协调者而不是独立的行动者,主要职责是为解决特定问题而协调各团体之间的关系[8]。疾病性质以及国家机构、慈善机构和医生之间的组织关系的转变决定了癌症问题的定义。只有疾病性质和三者的关系都发生改变后,联邦政府才有可能对癌症进行大规模的干预。之后的第四章会讨论二战后,癌症控制活动的倡议者鼓励联邦政府在参与抗癌工作的同时,放弃联合状态的过程;本章则介绍了20世纪上半叶,对联邦政府参与癌症工作持抵制态度的人及其观点。

癌症和社会问题

20世纪初,国家公共卫生当局主要研究流行病,而社会福利组织工作的能力有限,癌症研究在二者的缝隙中艰难进行。癌症的复杂性使管理公共健康的普通机制很难被运用到癌症上。与马萨诸塞州的情况一样，即便有很多证据表明癌症的发病率在上升，但医生通常认为癌症不是传染性疾病，因此，公共卫生人员不太可能对其进行控制和预防。社会福利组织承担着癌症等慢性疾病给病人带来的痛苦和经济损失，而这一切似乎都与政府无关。在这种情况下，政府成立了美国癌症控制协会。但是，负责指导这些工作的医生并不相信癌症是可以被治愈的，也不愿意以牺牲自己的自主权为代价来提供癌症治疗。这些观点限制了所有组织（无论是私人组织还是公共组织）预防疾病的工作。

志愿者社会福利组织承担了慢性病患者的照顾工作。这些组织是美国进步时代的一些中心机构。在19世纪90年代经济大萧条时期，这种机构很多，反映出工业化和城市化加剧所带来的一系列社会问题。它们的创始人强调，如果这些问题得不到解决，那么社会就存在不稳定的风险。在他们的不断努力下，志愿者慈善组织不断壮大。这些组织都在试图回答各种所谓的"社会问题"。尽管这些进步时代的组织在重要方面存在差异，但它们的支持者都来源于新兴职业中产阶级——他们冲动并喜欢"寻求秩序"，尤其信任专业知识并对提升道德的教育充满热情[9]。

对这些组织来说，结核病提供了一个从社会工作到后来被称为"慢性病治疗"的转折点。结核病或肺痨不仅是19世纪的头号"杀手"，还是公共卫生运动关注的重点。和癌症一样，肺结核也是一种慢性致死病，病人长期处于慢性消耗状态，既未出现急性症状但也无法通过工作养活自己。但与癌症相比，医学和科学权威相信结核病的病因是可以确定的。1882年，科赫在阐述结核病的微生物病因时，阐述了著名的传染病基本原理。结核病微生物的发现促使公共卫生组织开展新的工作，他们将结核病患者从普通人中分离出来，或试图切断结核病的传播途径（如随地吐痰）[10]。

虽然结核病是传染病,但政府依旧采取社会福利措施来处理它。事实上,它仍然是疾病,医学可以通过关注个人体质来解决结核病问题,而不是通过开展大规模的公共卫生工作。但许多医生很快就指出,感染结核菌并不一定会引发结核病;结核病的易感性和人们的康复过程取决于个人,而不是疾病本身。许多抗结核病的活动人士认为,造成结核病的原因是社会因素,如住房条件、营养或生活习惯。在美国,结核病活动家对生物医学的干预措施如科赫的结核菌素疗法,持怀疑态度,他们更支持通过社会改革和福利项目改善那些结核病高危人群(如城市贫民)的生活习惯和条件。在一些城市,这些项目往往会促进慈善机构与结核病诊所医生间的合作[11]。

1904年,城市改革者和医生成立了全国结核病协会(National Tuberculosis Association),为医疗慈善事业翻开了新篇章。全国结核病协会旨在从国家层面解决结核病问题。但是,它既没有庞大的成员,也没有富有的赞助商。因此,该协会想用其他方法来达成目标。丹麦美国城市改革家雅各布里斯(Jacob Riis)的6个兄弟都死于结核病。1907年,他发表了一篇热情洋溢的报道,讲述了丹麦人出售圣诞邮票(或印章)来资助结核病疗养院的做法。虽然每枚印章的收入很少,但所有的印章收入汇聚在一起将是一笔很大的资金。1908年,红十字会开始代表全国结核病协会在美国销售类似的圣诞印章。"圣诞海豹"运动没有依靠医疗专业人士或捐赠者,这证明志愿组织可在整体水平上调动资源,利用公众财富来抗击疾病。全国结核病协会组织的活动在一战期间短暂停止后,得到了50万志愿者、保险公司、企业和劳工组织的支持。它将筹集的大部分资金用于地方分会的治疗和社会服务工作,而不是结核病研究。这反映出人们对结核菌素的治疗和筹款活动的目的的质疑[12]。

全国结核病协会的成功筹款促使抗癌慈善机构更加努力。1913年，在美国癌症控制协会成立时，《纽约时报》的一篇报道称，该协会渴望"开展一场与结核病类似的癌症教育运动"[13]。在20世纪的头十年里，致力于癌症治疗的医院不断建立。这反映出人们对癌症的日益关注。在美国癌症控制协会成立之前，这种关注并没有出现全国性的形式[14]。以进步时代的其他组织为模板，美国癌症控制协会制订了对抗癌症的整体计划。它的座右铭是"用知识战胜癌症"。该协会试图在提出癌症问题时缓和公众的焦虑，即理想（治愈的理想）和现实（不能被治愈的现实）之间的焦虑。它向公众宣传癌症检测和治疗方面的知识，确保医生是抗癌工作的核心力量，在承诺治愈癌症的前提下，并不损害医生的信誉。在这个整体计划中，对癌症的认识、个人的治疗意愿及医学界所提供的治疗方法都在避免人们因癌症而死亡这一方面发挥着重要的作用。美国癌症控制协会主张自我监督并定期与医生联系，其公共教育工作与美国医学会等团体的整体工作相协调，后者是为了扩大专业医学的合法性[15]。正如第一章所探讨的那样，在这个宗旨下，美国癌症控制协会不愿将癌症作为一种传染性疾病来讨论。

不同于全国结核病协会，美国癌症控制协会与其他专业医疗组织一样，不愿进一步提供相关知识。正如第二章所述，它不仅逃避了20世纪20年代的研究，而且在提供治疗方法方面也显得犹豫不决。由于癌症治疗需要外科医生和放射科医生的参与，而这在正常的医疗实践中较为少见，因此美国癌症控制协会应该按照结核病治疗所的模式，建立癌症治疗所。此外，正如第一任总统所指出的那样，由于癌症治疗费用高昂，"公众要想了解这个国家的庸医，建议他们去找那些收费超出他们支付能力的专家"。然而，相较而言，美国只有少数癌症治疗所，大约有800

个治疗性传播感染的治疗所、600个治疗结核病的治疗所和100个治疗心脏病的治疗所。与公共教育相比，治疗疾病方面所支出的费用更高昂，但美国癌症控制协会不愿意承认这一点。治疗所数目受限的主要原因是，大多数医生反对美国癌症控制协会或其他任何组织为癌症患者提供慈善服务[16]。他们的反对反映了20世纪初，所有政府、公司或慈善机构的工作都受到了医学界医生们的抵制，这些机构企图控制医生们的自由收费[17]。

从医生的角度来看，在癌症的威胁下，即使是美国癌症控制协会这样的组织也不能让他们放弃职业自主权。在经济大萧条时期，在政府面对社会问题采取自愿选择慈善方式的情况下，这种信念依然存在。面对不断增长的需求和日益减少的支持，新政期间，许多志愿组织转而与联邦政府合作，使联邦政府得以参与到以前无法进入的社会和经济领域中。然而，美国癌症控制协会的内科医生领导层则认为，新政利用社会保障基金，对很多穷人进行癌症治疗，是社会主义的先兆[18]。美国癌症控制协会既不研究癌症的病因，也无法招募医生进行癌症治疗，因此，其"用知识战胜癌症"的努力不可能在研究或治疗方面扩大联邦政府的作用。

美国国家肿瘤研究所和癌症的关联疗法

20世纪20年代，无论采取什么方法来处理癌症问题，都会成为国家公共卫生工作的一个方面。在美国癌症控制协会教育工作的推动下，大众出版物中关于癌症的报道在数量上首次超过了关于结核病的报道[19]。市政府和州政府的公共卫生机构开始采取行动以应对包括癌症在内的慢性疾病，但与那些志愿组织一样，它们只强调公共教育而非癌症的研究与治疗。这些地方性工作并没有为联邦政府的干预提供途径[20]。1922年，美国公共卫生署在哈佛建立了一个小规模的癌症研究实验室，但是它的运作在地理位置和制度上都与美国公共卫生署无关。促使政府采取行动的是人们对癌症的极度恐惧。事实上，美国公共卫生署在实验室建成后才发现，自己没有与大学共享实验室的法律权限[21]！

然而，要求联邦政府参与癌症研究和治疗的呼声越来越高。1928年，参议员马修·尼利（Matthew Neely）呼吁政府采取行动。尼利引用了美国癌症控制协会的统计数据警告大家，癌症对公共健康造成的挑战与以往传染病造成的挑战不同，后者曾引起过公共健康运动。尽管如此，政府也应该迎难而上。"医学已经征服了黄热病、白喉、伤寒和天花，甚至驱散了人们对麻风病和肺结核的恐惧。尽管如此……癌症仍是人类不可征服、无可比拟的敌人。"尼利认为国会应该增加联邦政府在癌症方面的开支，从每年"少得可怜"的40万美元增加到每年500万美元[22]。然而，尼利的言辞和统计数据并没有说服他的同事。他的法案未能通过，而且尼利在那年秋天的连任竞选中落败，所以联邦政府试图参与癌症研究的愿望落空了，因为其在国会中失去了强有力的支持者[23]。

尼利的竞选运动确实在政治方面提高了人们对癌症的重视度。在1928年的选举中，民主党的政治纲领支持采取一切可能的预防手段和补救措施以防治疾病，例如像癌症和脊髓灰质炎等医生无法治愈的疾病。在1929年的就职演说中，共和党总统赫伯特·胡佛（Herbert Hoover）支持这样的原则：美国公共卫生署应该像公共教育一样，被充分组织起来并纳入政府体系[24]。1930年，由于美国公共卫生署在美国南部成功地控制住了黄热病，因此，支持者们提议成立美国国家卫生研究院（National Institute of Health），作为联邦政府的疾病研究中心[25]。尽管该法案本意是成立传染病研究中心，但国会很快将其转变为关于成立癌症研究所的讨论。一位来自约翰霍普金斯大学、受人尊敬的外科医生说，在过去两代人的研究中，人们在对抗癌症方面没有取得任何进展，并敦促政府对其本质进行更进一步的探索。这令听众感到惊讶。这位外科医生认为，只有找到癌症的病因才能消灭癌症[26]。

随着1930年美国国家卫生研究院的成立，在新政自由主义的支持下，联邦政府越来越多地参与到社会和经济领域，成立专门的癌症研究所的呼声也越来越高。1937年，国会提出了几项不同的建议，最终经过综合考虑成立了美国国家肿瘤研究所（National Cancer Institute）[27]。卫生局局长托马斯·帕伦（Thomas Parran）认为，美国国家肿瘤研究所的成立，标志着公共卫生福利问题的关注点从传染病转向慢性病。数据显示，自1900年以来，死于结核病和其他传染病的人数下降了80%，但癌症的发病率却持续上升。"因此，公共卫生要更加关注这些慢性病，任何疾病，只要发病率高，无论是否具有传染性……治疗成本是否高昂，我们都应该予以关注。这也是对公共健康的合理关注，癌症符合以上所有特征[28]。"

虽然美国国家肿瘤研究所成立于新政期间（通常认为新政是联邦政府空前扩张的时期），但它的目标和组织方式与进步时代温和的自愿结构较为相似。当时的美国国家肿瘤研究所是个小型研究机构，位于华盛顿特区外的马里兰州贝塞斯达，它会成长为20世纪后期的那个大型机构，这是令人没有想到的。它并没有在全国的癌症研究规划中扮演积极的角色，而是倾向于在私人机构和国家之间担任一个协调关系的角色，这种方式是20世纪20年代的共和党领导人胡佛和沃伦·G.哈丁（Warren G. Harding）所支持的[29]。

　　这种关系也反映出研究中心的医生和生物学家对政府干预所持有的谨慎态度。癌症的研究工作主要在美国东北部的少数几家医院和中心开展，而这些医院和中心大多由肿瘤学家和外科医生控制。这些专业人士对政府干预持怀疑态度。肿瘤学家兼美国癌症控制协会顾问尤因警告说，政府不应再冒险进入纯癌症研究领域，资助无意义的癌症病因研究。尤因驳斥了那些于20世纪后半叶在国会中经常出现的支持联邦政府参与抗癌的呼声，坚持认为大量的资金投入并不能加快癌症的研究进程。他认为，通过研究来解决癌症这个公共健康问题存在原则性缺陷，而且在政府的大规模研究工作中，"全国都找不到20个有能力从事癌症研究的人，这些人稀少是因为根本没有地方对人们进行这方面的教育"。尤因认为，最好的情况是在华盛顿附近建立一家中心癌症医院，政府可以在那里治疗"数量有限的患者"[30]。

　　美国医学协会警告称，不要指望政府在医学研究中占据主导地位[31]。作为美国癌症控制协会的主任兼杰克逊老鼠遗传学实验室的主任，克拉伦斯·库克·利特尔（Clarence Cook Little）敦促国会将新研究所的资源集中在研究用的基础设施上，特别是"动物材料的控制"（对他实验室的老鼠进行推广）。他利用反新政的言论警告称，该研究所不应试图建立独裁政权，也不应束缚癌症的研究方向。最好是新研究所能提供一种松散的协调形式，如管理信息交换所或主持非正式会议。利特尔警告说，即使是这种有限的政府干预，也标志着新研究与该领域"前辈"的决裂[32]。尽管分离肿瘤病毒的工作受挫，但劳斯仍然对癌症研究保持着兴趣，他担心政府干预会更有利于工业和企业而不是大学。他给同事的信中表示，电力和工程公司的实验室即将繁荣起来[33]！

　　美国国家肿瘤研究所最终的组成形式反映了科学界和医学界对国

家干预的警惕。国家癌症咨询委员会（National Advisory Cancer Council）
负责对美国国家肿瘤研究所进行指导，该委员会的成员与美国癌症控制
协会关系密切[34]。利特尔是理事会的创始人之一。他再次警告说，委员
会的成员应该谨慎行事，不要给政府机构过多的权力，同时，还应该避免
联邦政府插手研究工作。他说服媒体，在癌症问题上，以兴趣为导向的
商业研究比政府规划更可取[35]。遵从研究人员的提议，理事会不愿通过
奖金制度来激励特定方向的研究[36]。为美国国家肿瘤研究所基础研究
领域提供建议的专家警告说，癌症治疗的局限性在于，要对癌细胞的
本质保持保守和批判的态度。在任何癌症研究项目中，人们都必须有
足够的耐心[37]。

　　第二次世界大战似乎使美国联邦政府对癌症的干预范围扩大了。
科学研究发展办公室通过中心办公室协调学术和工业研究人员的工作。
个人工作（如麻省理工学院辐射实验室开发的雷达系统和曼哈顿计划建
造的原子弹）创建了庞大的组织，科学家们在团队中相互合作。他们有
共同的目标，组成了目标定向型团队。学术界的科学家们对赞助机构为
他们的基础设施所提供的资助感到震惊（以前购买这些仪器要花费一年
的预算，但现在赞助机构的资助使其成为常见的仪器），并被行业管理研
究的能力所折服。众所周知，在田纳西州橡树岭市（Oak Ridge）的曼哈
顿计划（Manhattan Project）中，铀生产设施的主要承包商是杜邦公司[38]。
生物学中青霉素、血浆和疫苗的大规模生产也为生物学家提供了类似的
经验[39]。

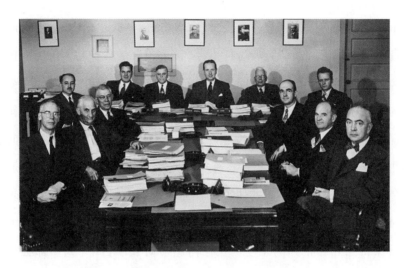

图3.1·1949年全国癌症咨询委员会会议。委员会代表了联邦对癌症问题所采取的方法。这些医学及其他各行业的专家代表着他们所在团体的利益，并不会积极接受联邦政府对癌症研究的干预。图片由美国国家医学图书馆提供。

然而，精英们仍然拒绝联邦政府干预癌症研究。美国国家肿瘤研究所的医学专家们，即使是在面对那些只有联邦政府干预才能解决的问题时，也会拒绝。1946年，60%的美国人认为癌症是最可怕的疾病，只有5%的人认为心脏病是最可怕的疾病，其导致的死亡人数远低于癌症。大多数人都支持增加税收，将其用于全国性癌症治疗的"曼哈顿项目"[40]。尼利以西弗吉尼亚州众议员的身份重新回到了国会，再次提议"动员世界各地的癌症专家"为癌症研究提供1亿美元的经费。国会和美国癌症协会的成员对此都表示支持。然而，卫生局局长却认为，美国训练有素的癌症研究人员寥寥无几，因此美国国家卫生研究院只能将2%的经费用于研究[41]。尽管他深知国家对癌症治疗的重视程度，但与战时的工程项目不同，由于我们并不了解癌症的基础知识，因此，抗癌研究将受到限制[42]。美国国家肿瘤研究所的所长也认为，不能为了扩大癌症研究领域而拿这笔"意外之财"。随着1946年的立法会议接近尾声,反对的声音延缓了该法案被通过的进程,最终该法案被否决[43]。

尼利这次提议的失败,反映了抗癌倡导者与癌症专家之间的紧张关系。对于那些担任联邦政府顾问的学术界精英人士来说,公众希望破灭所引发的危险远高于放弃联邦财政支持所带来的危险。从研究人员的角度来看,以癌症的生物复杂性为借口,他们既能获得更多的研究机会,又能制约政府或其他组织以治愈癌症为名来干预研究。只要这些专家处在国家癌症咨询委员会的职位上,就能借着向政府提供建议的机会传递悲观情绪,从而限制联邦政府的干预。

化学药物治疗,治疗癌症的新方法

尽管第二次世界大战并没有直接扩大联邦政府的职能,但促使一些慈善机构管理医学研究的方法发生了改变。进步主义时代的慈善事业试图通过合理的管理过程来促进科学研究。国家研究委员会(1916年由公司和美国国家科学院共同成立)、华盛顿卡内基研究所,特别是洛克菲勒基金会试图通过设置博士后奖学金等方式支持和指导特定学术研究领域的发展。这些机构往往注重效率,确保每笔资金的投入都有意义,而非急于解决任何特定问题[44]。因此,它们尊重科学家的偏好和兴趣。第二次世界大战促使那些有先见之明的人组织了范围更广、规模更大的生物医学运动。开发脊髓灰质炎疫苗和确定癌症化学药物治疗(以下简称为化疗)方案的这两项运动表明,人们在和平时期对生物医学研究组织的期望受到了战时紧迫模式的影响。

第二次世界大战后，放射治疗（以下简称为放疗）和外科手术仍是治疗癌症的主要方法。大规模计划不适用于这两个治疗领域，而且这两个领域所需的临床技能也无法在研究中起主导作用。美国国家肿瘤研究所在癌症治疗方面制订了一项备受关注的计划，它拿出年度预算的一半用于为医院分发镭，但国家癌症咨询委员会的肿瘤学家们很快就缩减了这笔资金[45]。在20世纪40年代末，化疗的出现使人们相信癌症的研究是有意义的，因为通过化疗可以控制癌症。化学疗法是指通过化学合成药物来治疗疾病，起源于19世纪的德国染料工业，当时人们从煤焦油中提炼出了许多具有潜在治疗效果的药物。1909年研发的抗梅毒药物撒尔佛散（Salvarsan）使人们确信，相似的药物也可以用于癌症和其他疾病的治疗。然而，在20世纪20年代和30年代进行的实验中，没有一种化学药物能够发挥有效的治疗作用[46]。

第二次世界大战无论是在物质上还是精神上，都为癌症的化疗研究注入了活力。在战争期间，科学研究发展办公室的医学研究委员会通过签订合同加快了针对多种疾病的化学疗法的开发，疟疾和细菌感染是著名的化疗例子[47]。联邦政府取得的最引人注目的成功是实现了大规模生产青霉素的愿望，青霉素是于1928年被发现的。当时，一位英国的微生物学家偶然发现，霉菌能够杀死细菌。战时的联邦政府打算成立制药公司，其相关人员将收集来的霉菌进行筛选，以识别更多的抗生素化合物。抗生素是一种对抗细菌感染的灵丹妙药，它的出现转变了生物医学研究者的思想：即便是在对疾病缺乏深入了解的情况下，大规模的研究和意外发现也可能会为疾病治疗带来重大改变[48]。

美国陆军化学作战部前任首长科尼利厄斯·罗兹（Cornelius P. Rhoads）在军事研究与慈善癌症研究之间搭建了桥梁。在监督化学研究时，罗兹意识到，耶鲁医学院的研究人员已经确定氮芥或芥子气能够暂缓白血病和淋巴瘤病情的发展[49]。罗兹坚定地认为化疗对癌细胞的作用就像抗生素对细菌一样[50]。他接受了通用汽车（General Motors）高管艾伯特·斯隆（Albert Sloan）的邀请，指导调整一个机构的工业研究策略，使其适用于癌症研究。这给了他在癌症化疗方面大展拳脚的机会。当大学和慈善机构逃避癌症研究改革时，美国的工业却选择了接受。从19世纪晚期的铁路公司开始，这些工业公司形成了特殊的管理阶层，将其用来协调它们这项涉及多个学科和领域的复杂工作的运作[51]。西屋电气公司、杜邦公司、贝尔电话公司和通用电气公司都没有依靠个别发明家或学术顾问，而是选择成立自己的实验室来进行技术的发展和研究的创新[52]。

1945年，罗兹成为纽约斯隆-凯特琳研究所的所长。美国国家肿瘤研究所一年才收到50万美元的捐款，而斯隆-凯特琳研究所成立时就得到了400万美元的资助。与通用汽车一样，该研究所也是以问题为导向、跨学科的组织，并不是传统的学术组织。罗兹认为，确定和研究癌症化疗药物的项目完全符合研究所的规模和企业精神。斯隆-凯特琳研究所与费城癌症研究所合作，一起进行了抗癌药物的筛选项目。然而，他们几乎没有发现有效的化学药物，筛选出的药物不是药效持续时间太短就是毒性太强[53]。

许多学术型生物学家认为，在癌症的治疗过程中，关于癌症基础知识的研究很重要。这与利用动物模型对化疗药物进行筛选的做法（效仿抗生素的筛选）相冲突，前者将为人类的"理性"疗法奠定基础[54]。批评家们尖锐地指出，科学和大众媒体的讨论让公众认为癌症即将通过化疗得到控制，但事实上，有效的化疗药物还没有被筛选出来。在动物身上实验的抗癌药物不一定适用于临床[55]。一位观察人士写道，在看到潜在的治疗药物出现又消失时，人们会变得悲观[56]。尽管如此，人们对化疗的兴趣还在持续增长[57]。

美国癌症控制协会的后继者——美国癌症协会在如何支持化疗研究的工作上遇到了困难。其科研顾问认为癌症研究"依赖于个人","有意义的重大发现取决于科研人员的质量而不是数量"[58]。通过工业筛选获得化学药物常用信息(如毒性和剂量)的做法似乎不符合研究的定义。除筛选成千上万种化学药物需要花费大量资金外,后续的药物开发、临床试验还需要医院的支持。此时,美国癌症学会也挣扎在研究任务与临床试验赞助之间的关系中。资助晚期的癌症患者,使他们成为化疗药物试验个体的做法在美国癌症协会成员间仍有争议[59]。除特殊情况外,美国癌症协会研究项目的主要部门——受国家研究委员会监督的增长委员会,拒绝承担与医院床位、护理或相关服务有关的费用[60]。基于这些原因,只有少数几个将实验室和医院设施结合起来的机构才能进行化疗药物的筛选工作,比如斯隆-凯特琳研究所。在后面的第四章将讨论这些志愿者组织机构很快就无法满足公众的期望,并给联邦政府干预癌症治疗带来了新的压力。

脊髓灰质炎疫苗的接种及生物医学研究面临的新压力

20世纪50年代,国家脊髓灰质炎基金会研发的索尔克脊髓灰质炎疫苗是医学研究领域的新突破[61]。从医学意义及筹款方式以及与儿童疾病做斗争上来讲,它在生物医学研究领域都具有里程碑意义。1916年,脊髓灰质炎在纽约市暴发后,引起了全国的关注。尽管与肺炎等其他威胁儿童生命的疾病相比,因夏季脊髓灰质炎疫情而死亡的人数相对较少,但它给幸存者带来了极大的痛苦,所以成为极其令人恐惧的疾病[62]。

富兰克林·德拉诺·罗斯福（Franklin Delano Roosevelt）总统是有名的脊髓灰质炎患者，他在成年后患上了脊髓灰质炎。瘫痪后，罗斯福投身于慈善事业，在佐治亚州沃姆斯普林斯（一个以矿泉水闻名的小镇）的一个度假胜地为脊髓灰质炎幸存者提供康复服务。重返政坛时，他把这些工作交给了他的法律伙伴巴兹尔·奥康纳（Basil O'Connor）。两人都试图利用罗斯福的总统职位为脊髓灰质炎患者筹集资金。1933年1月29日（罗斯福生日那天），奥康纳组织了数千场生日舞会为温泉基金会筹款。与全国结核病协会的运动一样，这种活动的筹款目标是大众，而不是少数富有的捐赠者。总统生日舞会的策划者使用了一套积极的公关技术（包括电台广播、电影院里的名人呼吁、飞机上的巡回演出等）来推广脊髓灰质炎的募捐活动，它没有以少数富人为目标谋求大额资助，而是以大众为目标进行小额捐款。该活动取得了成功。即使在经济大萧条时期，慈善捐款大幅降低的情况下，生日舞会的捐款还是增加了[63]。

筹款活动虽然首战告捷，但在20世纪30年代末陷入了僵局，迫使脊髓灰质炎运动转向了新方向。罗斯福新政的党派之争降低了他在筹款方面的影响力。此外，生日舞会的主要受益者——温泉基金会，以提供社会服务的运作方式来帮助患有脊髓灰质炎的儿童。对罗斯福及生日舞会的批评者而言，他们质疑是否有必要成立全国性的组织，并认为寄给沃姆斯普林斯的钱最好用在当地社区[64]。在这些质疑的声音中，奥康纳和罗斯福选择了创建医疗慈善事业的新策略。1938年，他们成立了国家脊髓灰质炎基金会。在奥康纳的领导下，国家脊髓灰质炎基金会切断了与罗斯福的公开联系，并强调捐款将被用于科研工作。奥康纳从生日舞会的科学顾问中，招募了一批受人尊敬的病毒学家，让他们来监督国家脊髓灰质炎基金会的科学研究委员会，该委员会为病毒研究提供资助，希望这些研究能够揭露脊髓灰质炎病毒的本质[65]。

奥康纳重新制定了国家脊髓灰质炎基金会的筹款策略,即"一角钱运动"(March of Dimes)。一角钱运动的广告使用了天真无邪的儿童形象,并向捐赠者保证,脊髓灰质炎的防治即将取得胜利。它用孩子的形象来强调保护儿童生命的重要性,将治愈脊髓灰质炎上升到后来编年史作者所说的"神圣的任务"的高度。通过这场运动,国家脊髓灰质炎基金会在1938—1962年期间平均每年能够筹集到2500万美元,其金额远远超过以往任何医疗慈善机构筹集到的资金[66]。

因为国家脊髓灰质炎基金会利用这种治疗承诺来吸引筹款,所以其和科学家之间的关系变得紧张起来。一位病毒学家回忆说,我们大多数人的目的是研究病毒与宿主间的未知问题,而不是在有生之年找到切实可行的治疗方法[67]。此外,国家脊髓灰质炎基金会既没有基金储备,也没有富裕的捐赠者来随时弥补资金短缺。在资金不足的年份,整个研究项目都会停滞。作为一个组织,"国家脊髓灰质炎基金会不能迟缓或过于谨慎,将自己困在美好的想象中"[68]。国家脊髓灰质炎基金会发言部门的成员在备忘录里写道:"'快'这个词有不同的意思,可以是明天,也可以是明年。事实上,我们认为不是明天或明年,至少需要几年。因此,我们不能误导公众,让他们以为所有问题都可以在一夕之间得到解决。"[69]然而,同年出版的宣传册则声称,"消灭脊髓灰质炎已经指日可待"[70]。科学家和国家脊髓灰质炎基金会的目标不同,这使奥康纳越来越失望。1945年,他在一份报告的空白处潦草地写道:"不,不,让我们用一种新的医学哲学思维来指导行动……让(我们)看看我们能多快做到……而不是迷失在如何学习它上……我们的钱来自人民[71]。"

为了解决筹款时的承诺与对此持怀疑态度的科学家之间的矛盾,

1946年，新任研究主任哈里·韦弗（Harry Weaver）对国家脊髓灰质炎基金会的研究工作进行了大规模重组。他以第二次世界大战期间盘尼西林的成功开发案例为模板，将国家脊髓灰质炎基金会的资源重新集中到疫苗研发上，20世纪30年代末，病毒学家在几次失败后放弃了这项任务。韦弗写道，"解决脊髓灰质炎问题需要总体规划并整合不同的思想和资源……总体规划与个人方法相比，成本更低，速度更快"[72]。

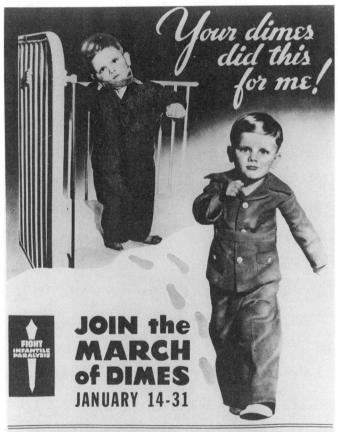

图3.2·海报中的儿童形象促使大众认为，儿童疾病的研究迫在眉睫。图片由一角钱运动档案馆提供。

那些获得国家脊髓灰质炎基金会资助的科研人员,对韦弗重组研究项目表示抗议。面对这种异议,韦弗毫不动摇,还招募了一些年纪较小、知名度较低的研究人员,他们愿意研究他所选定的项目。韦弗任命乔纳斯·索尔克(Jonas Salk)监督一项既费钱,重复性又强的工作——确定有多少种脊髓灰质炎病毒,这是开发疫苗至关重要的一步。索尔克疫苗的成功,充分证明了协调合作和充裕的资金在生物医学研究中所发挥的作用[73]。

虽然索尔克的成功似乎证明了生物医学研究是可以组织的这一观点,但它并没有给联邦政府提供增加干预医学研究的机会。考虑到大众对志愿者慈善事业的依赖,国家脊髓灰质炎基金会坚决反对联邦政府干预关于脊髓灰质炎的研究。脊髓灰质炎是一种威胁儿童健康的流行病,值得联邦政府重视并干预。在社会福利和公共卫生政策中,儿童福利是联邦政府一直关注的少数几个领域之一[74]。20世纪40年代末到50年代初,立法者提出了几项法案,试图通过使用联邦政府的资源来对抗脊髓灰质炎。国家脊髓灰质炎基金会反对这些法案,指出自己有"规模庞大的研究项目",并表明"不需要联邦政府"干预对脊髓灰质炎的研究。"联邦政府的介入将为脊髓灰质炎的研究带来巨大的负面影响[75]。"基金会认为,联邦政府的介入将带来危害,让人联想起冷战初期的反共产主义。"如果政府将接管脊髓灰质炎的研究的消息传出来——那么这3万名志愿者还会表现出同样的热情和兴趣吗?……由政府来解决民众个人的疾病问题,这种极端的想法从来没有在美国出现过[76]。"

大萧条之前存在一个假设,即联邦政府的行动和慈善捐款之间是零和关系。这就是国家脊髓灰质炎基金会的犀利言辞的依据[77]。一位国会代表与国家脊髓灰质炎基金会持有同样的观点，也表达了同样的担忧，即政府干预将影响私人和机构的筹款活动。如果公众认为强大的联邦政府会处理这些工作，就没有必要为志愿者组织捐款了[78]。在国家脊髓灰质炎基金会的大力游说下，对脊髓灰质炎的研究成果远远超过了联邦政府所取得的成果，1955年索尔克疫苗的研发，是国家脊髓灰质炎基金会和志愿者机构在公关上取得的胜利，而不是因联邦政府支持生物医学研究而获得的胜利[79]。

挑战专家的规则

这种联合状态确保癌症专家成为定义抗癌政策的信息传递者，从更广泛的意义上来讲，这些组织控制着社会对抗癌成果的预期。20世纪20年代，志愿者组织和专业组织试图让公众相信癌症是一种无法治愈的疾病，即癌症很可怕，如果不能早发现，那么很可能无法治愈。这强调了这些组织所认为的癌症的危险性，同时他们过分干预并挑战了医学权威。因此，在癌症专家的影响下，联邦政府的抗癌运动被削弱了。

联邦政府对癌症研究的干预受到了志愿者组织悲观认识的限制，但这些组织对癌症问题的认识并非一成不变。疫苗接种和化疗的出现改变了公众对癌症治疗的看法，为生物医学研究开辟了新途径，也为联邦政府参与癌症治疗创造了契机。虽然人们越来越看好通过生物医学治疗癌症的前景，但这并不意味着联邦政府应该在这些领域发挥主导作用。许多医疗慈善机构，如国家脊髓灰质炎基金会，仍然坚定地反对联邦政府的干预。国家脊髓灰质炎基金会逐渐成为癌症生物医学治疗领域的领头羊。此时需要一些有野心的医疗慈善家来转变该机构与国家之间的关系。在第二次世界大战后，国家医疗保障运动的失败和生物医学协议的出现，驱动了这种转变。

第四章

生物医学协议及联邦政府参与癌症问题

20世纪中期，联邦政府开始逐渐参与到对癌症的研究中。1937年，美国国家肿瘤研究所成立。从1957年开始至今，它的预算就一直远超其他抗癌研究机构。现在的问题不再是联邦政府是否应该在抗癌工作中承担责任，而是应该承担多少责任。由于已经成立的癌症机构改变了它的立场，所以联邦政府并没有发起对抗癌症的动员。本章将探讨联邦政府克服本书第三章中提到的困难后，参与抗癌研究的具体途径。在经济大萧条和二战的双重压力下，美国政府开始进行职能范围的扩张，其中似乎包括癌症研究领域，但事实并非如此。新政期间，联邦政府的职能范围没有扩张到卫生和医疗部门。在医疗和商业团体的阻挠下，国家健康保险计划所提供的健康保障项目三番五次地落空，其中最著名的是杜鲁门总统在"公平施政"期间所做的努力。虽然公众对通过科学研究治疗癌症的前景满怀期待，但卫生局局长、美国癌症协会和一些著名的癌症研究人员，都在质疑联邦政府是否有必要进行大规模的抗癌运动。

医学和慈善领域新力量的崛起促使美国国家肿瘤研究所不断壮大。它的运作方式不同于以往，随着联邦政府对生物医学研究资助力度的不断加大，人们开始考虑，20世纪下半叶联邦政府在美国社会中应该扮演什么角色[1]。美国国家肿瘤研究所的发展凸显了这样一个事实，即政府干预美国社会的界限并不是在新政时期设定的，而是在经历了一个不断修订的过程之后才确定的，这些修订是通过立法、政治与行政及幕后游说来实现的[2]。联邦政府在与公共卫生、立法、慈善和医疗社区人员不断发生冲突，进行谈判然后妥协的过程中，最终进入了癌症研究领域。

玛丽·伍德沃德·拉斯克（Mary Woodward Lasker）是一名广告人、艺术品交易商和新政拥护者。第二次世界大战后，她成为公民健康保障的有力倡导者，是试图把政府拉入癌症问题的新一批活动家中最机敏的成员。在杜鲁门的国民健康保险提案失败后，玛丽和其他人决定将重点放在生物医学研究上，并认为这是通过联邦资源保护和促进美国公民健康的最佳途径。这个案例描述了私营机构思想的转变是如何为生物医学协议的出现创造条件，并为联邦政府进行大规模抗癌战争提供契机的。以前，私营机构虽然反对联邦政府参与到癌症研究中，但到了20世纪50年代，却在联邦政府进入癌症研究领域的过程中做出了贡献[3]。

玛丽代表美国国家肿瘤研究所做了很多工作，这反映了癌症研究的政治特性。那些接受美国国家肿瘤研究所资助的专家反对它的发展。临床和科学界的研究人员继续强调癌症的复杂性和神秘性，因此国家无法干预癌症研究。面对这样的悲观情绪，玛丽和她的盟友们在寻找新的政治渠道的同时，也在寻找新的方法来定义癌症。强调它是一种已知的、可治愈的疾病（尤其是通过化疗治疗儿童癌症）的言论为联邦政府参与癌症研究提供了政治影响力。这些言论导致公众对癌症问题的理解与专家处理癌症问题的方式产生了分歧。玛丽和她的盟友们鼓励联邦政府加大对癌症研究的投入，以找到治疗这种疾病的方法，但专家们认为，不可能通过生物医学研究治疗癌症。虽然最初癌症病毒并不是生物医学协议的一部分，但后来，考虑到接种疫苗有望缓解科学研究和治疗目标之间日益紧张的关系，因此，到20世纪50年代后期，癌症病毒被纳入生物医学协议的范畴。

玛丽·伍德沃德·拉斯克和生物医学协议的运作

公众对癌症关注度的提高促使联邦政府对癌症研究投入的资金日益增加，但二战后存在一些政治阻力，仅凭公众关注度无法解释联邦政府职能在卫生和医学研究领域的扩大。更确切地说，它的扩大归功于活动人士和立法者，他们围绕癌症研究创造出一种新的政治文化氛围。面对那些主流医学对癌症治疗的悲观态度，支持联邦政府介入癌症研究的活动人士选择了一批专家，并为他们提供了在全国范围内研究癌症的政治基础[4]。新的政治文化氛围不是群众运动的产物，而要归功于那一小部分支持联邦政府参与癌症研究的倡导者，但立法者或癌症专家最初并不支持他们的观点。第二次世界大战后，联邦政府将专业知识和权力以新的方式结合起来，制定了关于癌症的政策，而玛丽的政治活动和慈善活动刚好能够说明这一点。

玛丽·伍德沃德·拉斯克，于1900年出生在威斯康星州沃特敦，毕业于拉德克利夫大学，并在牛津大学学习艺术。1926年抵达纽约后，她成为画廊的老板，后来又成为纺织品设计师。由于工作的关系，她认识了艾伯特·拉斯克（Albert Lasker）。艾伯特是一位富有且社交关系广泛的广告主管，曾为好彩香烟公司设计广告，如著名的香烟广告语"要幸运不要糖果"就是他设计的[5]。玛丽和艾伯特于1940年结婚。他们都致力于党派政治，但效力于不同的政党。婚后的夏天，艾伯特和玛丽举行了传统的蜜月庆祝活动。玛丽是新政拥护者，也是国民健康保险和计划生育的倡导者。艾伯特是位温和的共和党人，在1920年沃伦·哈丁的总统竞选中曾为其提供公关方面的建议[6]。

　　无论政治分歧有多大，都不影响他们对医学研究会改善人类健康抱有的热情。玛丽认为是家人的疾病经历使她对医学研究产生了兴趣。当他们与纽约各地的医生讨论增加医学研究数量的方法时，医生们对此表现得漠不关心。这令他们感到困惑。1942年，他们成立了艾伯特和玛丽·拉斯克基金会，一个致力于生物医学研究的慈善机构[7]。1943年，她家的一个佣人死于癌症，玛丽想知道医生为什么不能提供更好的治疗。美国癌症控制协会的一名成员声称，如果协会每年能得到50万美元左右的资金就有可能治愈癌症。这令她感到震惊。这个预算与当时美国国家肿瘤研究所的年度预算大致相当。在玛丽看来，与治愈癌症相比，投入的这笔资金并不算多[8]。

　　玛丽后来回忆说，当成为美国癌症控制协会的积极募捐者时，她震惊地发现，虽然他们在商界工作了36年，却没有为癌症研究筹集过一分钱。这种对研究的漠视反映了在美国癌症控制协会中，外科医生位于主导地位，他们认为生物医学研究对治愈癌症没有任何帮助。艾伯特和玛丽用自己的财产资助了美国癌症控制协会，并从协会那里得到了承诺，即筹集到的资金的四分之一将用于研究活动[9]。虽然采取了这些措施，但拉斯克夫妇还是担心美国癌症控制协会会影响抗癌工作。1944年，他们与盟友从外科医生手中夺走了美国癌症控制协会的领导权，将其更名为美国癌症协会（American Cancer Society），并将纽约商界的健康活动人士安排进董事会[10]。研究工作花费了美国癌症协会大部分的年度筹款，他们引用了新的座右铭，用"研究与进步"取代了"用知识来对抗癌症"[11]。虽然美国癌症协会公共事务部门的工作人员承认，这些活动中的很多事情都与"人类癌症没有直接关系"，但随着捐款的不断增加，

"美国癌症协会在抗癌工作中也取得了一些成果",并且对公众进行了宣传教育,而且他们再次肯定了宣传的重要性[12]。

美国癌症协会将关注的重点重新放在研究上,使该组织的地方分会失去了权力,但他们还是和玛丽站在同一条战线上,因为癌症教育或社会服务筹集的资金通常归地方自由分配。但不久之后,美国癌症协会通过纽约的国家办公室对研究资金进行了评估,该办公室借助专业的科学知识来审查这些项目。1946年"增长委员会"的成立体现了这一点,它是由美国癌症协会资助,在美国国家科学院国家研究委员会成员监管下的项目,目的是对癌症研究进行资金分配[13]。

在拉斯克夫妇重塑自愿服务于癌症慈善事业时,玛丽还是国家癌症政策的倡导者。这也反映出慈善倡导者在生物医学协议形成过程中所发挥的重要作用。这些年来,正是这些积极分子控制了医疗行业,并在华盛顿政治舞台上产生了影响力,才使联邦政府得以参与抗癌研究。与艾伯特的婚姻使玛丽能与那些同样支持新政的人取得联系,如迈阿密报纸出版商的妻子弗洛伦斯·马奥尼(Florence Mahoney),她与几位参议员都有联系。这些关系为玛丽最初在华盛顿的游说提供了基础。1946年,在马奥尼的政治盟友、佛罗里达州民主党参议员克劳德·佩珀(Claude Pepper)的帮助下,玛丽成为众议员马修·尼利提出的治愈癌症的"曼哈顿计划"法案的倡导者之一[14]。

该法案最后以失败告终,之后国民健康保险计划也陷入了困境。对于研究美国政治史的学者来说,1946年,共和党成功拿到了众议院的控制权,1947年,在冷战初期的反共产主义政治环境下召开了第80届国会——新政中的一些政策的基础被"削弱",还有一些政策遭到反对。在美国医学会的敦促下,杜鲁门总统提出的国民健康保险提案未能在国会上

通过。这制约了"新政"社会福利的进一步发展。国家脊髓灰质炎基金会
和其他医疗慈善志愿机构的反对态度,给联邦政府干预生物医学研究设置
了永久障碍[15]。第80届国会就"国家科学基金会"的问题展开了激烈的讨
论。罗斯福总统的科学顾问万尼瓦尔·布什(Vannevar Bush)和他的保
守派盟友想成立一个更为低调的组织,而民主党参议员亨利·基洛戈尔
(Henry Kilgore)提出了"新政"计划,即由政府主导的科学计划。布什
发表了《科学:永无止境》(*The Endless Frontier*)(1945)来支持他的
立场,该报告后来成为联邦政府支持基础研究的试金石,但并不是指导
研究[16]。

这些问题并没有阻挡玛丽追求"真正的大规模动态研究项目"的脚
步,但促使她调整了计划的侧重点[17]。玛丽开始了她的新游说:如果政府
不能通过保险来为公众提供直接的健康保障,那么应该通过资助医疗研
究来提供间接的健康保障。在这方面,第一次世界大战期间美国航运委
员会成员艾伯特的早期贡献和"联邦基金"带给他的力量令她感触颇
深[18]。与国家脊髓灰质炎基金会领导层的观点不同,玛丽认为,联邦政
府不是筹款活动的竞争对手,而是研究和培训服务的提供者,这样美国
癌症协会就能专注于公共教育和科学创新。美国癌症协会的一份年度报
告评论说,该协会在癌症领域有太多的工作要做,因此没有时间来划分
政府和企业的责任[19]。

玛丽将她的资源和精力用于权力杠杆,这些权力能影响美国医学
的研究政策。作为民主党的捐款人和活动家,从20世纪30—90年代,
她已经与国会两院的政党结盟。基于这些关系,玛丽聘请了经验丰富
的说客卢克·奎因(Luke Quinn)上校作为她在华盛顿的私人代表。他们
之间的通信让人感觉玛丽是通过在政府机构发展微妙的关系来增加癌

症研究的支持度的[20]。玛丽经常将她在纽约的社会关系作为自己的影响力。有一次，奎因写信告诉玛丽，新的预算办公室助理主任可能在她的朋友圈里，因为这个人以前曾在纽约的国家城市银行工作过。虽然当年的预算程序已经完成，但奎因希望能"尽早培养他"，为下一轮的拨款做准备[21]。

当癌症问题出现在其他听证会上时，比如食品中的某些染料可能致癌，奎因就会在委员会参与之前找到支持癌症研究的证人[22]。而玛丽做得更直接。她给参议员候选人一张1000美元的捐款单，并在上面写着："我明白……你一直支持联邦政府为癌症研究拨款……我真希望你能当选为参议员，并帮助那些试图改善人们生活和健康的志愿团体[23]。"友好的议员们还邀请玛丽参加华盛顿的社交活动，在那里她可以与国家脊髓灰质炎基金会和美国国家卫生研究院的管理人员进行交流[24]。

玛丽很快就发现，众议院和参议院的组织结构为她的政治活动的开展创造了有利的条件。这些年来，国会将立法进展和联邦机构预算方面的权力下放，给予各委员会和小组委员会领导人较大的自由裁量权。尼利的癌症法案的失败，或者说20世纪40年代末未能成立的国家科学基金会，反映了试图通过单一的立法途径来增加联邦政府在癌症研究上的支出具有一定的风险。众议院或参议院的任何一个反对意见都有可能导致法案的失败。然而，个别立法者在拨款过程中可能会支持玛丽的观点。执政党中一些地位显赫的盟友可以为他们所支持的项目提供大量支持，尤其是在那些没有明确赞助人的地区[25]。在与这些盟友的合作下，玛丽开始通过预算程序而不是立法来增加联邦政府对癌症研究的资助。她很快与众议员约翰·福格蒂（John Fogarty）和参议员利斯特·希尔（Lister Hill）结成联盟，后者在20世纪50年代初升任为美国公共卫生署监督委员会的主席。他们都支持联邦政府资助卫生研究,与玛丽的联盟带给他们足够的动力和强大的科学支持,这些促使他们在20世纪50年代大幅增加了对美国国家肿瘤研究所的拨款[26]。

虽然政治观察家们承认,玛丽对美国国家肿瘤研究所的发展至关重要,但他们往往没有意识到公开证词中证人的重要性。她的准备工作不仅强调了政治影响力的重要性,也强调了允许联邦政府进入癌症研究领域的新文化氛围的重要性。在玛丽的游说活动之初,前往华盛顿的美国癌症协会和美国医学会的癌症专家代表们一致对政府干预持怀疑态度。玛丽并没有理会这些专家的观点,而是招募了一批新专家,来向国会游说拨款过程中出现的生物医学问题。在游说开始之前的几个月里,玛丽和奎因就开始讨论选谁当证人,希望这些证人能给出令人信服的证词。这些证人出席早期听证会的目的是:在国会的一般性辩论中和友好的立法委员的监督下,为实现美国国家卫生研究院和美国国家肿瘤研究所的经费增长"提供弹药"[27]。在一场听证会之前,奎因询问了玛丽对医生的看法,说前一年的演讲内容"有些枯燥"[28]。在1955年的拨款听证会上,奎因肯定了他们的表现。参议员和证人一起研究记录在案的言论,其中一名医生的发言既烦闷又冗长,该发言大篇幅地讨论研究本身[29]。奎因对另一名医生证人特别满意,因为他带来了几只活的大鼠和小鼠,使得证词生动有趣[30]。

美国国家卫生研究院的行政人员,如长期担任美国国家卫生研究院主任的詹姆斯·香农(James Shannon),与玛丽感同身受,同样成为这场历史洪流中的一部分。在事先准备好的交流中,立法者似乎向管理人员进行了集中询问,问其癌症研究的官方预算是否充足。管理者总是回答需要更多的资金,委员会则提供证据证明应该增加美国国家卫生研究院的预算[31]。20世纪50年代中期，玛丽不仅影响了癌症专家向国会提供建议的方式，而且影响了联邦政府对生物医学的拨款机制。在奎因看来，玛丽有时候特别成功。1954年拨款前夕，奎因抱怨美国公共卫生署给的官方预算特别低，"很明显，他们想让我们自己筹款"[32]。

那些在政治上对癌症研究漠不关心的赞助者也给玛丽带来了有利条件。由于癌症研究并没有侵犯医生的经济特权，美国医学会一直关注着国民健康保险给他们带来的威胁，而对美国癌症协会的发展保持中立态度[33]。癌症研究团体在国家舞台上提高自身利益的方法有限，而玛丽管理的美国癌症协会又是最突出的团体，其他赞助者的缺席凸显了玛丽作为新专家的能力。一次，一名持怀疑态度的议员派工作人员去检查玛丽提交给他的统计数据，但只发现了与玛丽结盟的机构的数据[34]。然而，玛丽的联盟仍然受到了医生们的限制。有一次，她提出医院建设方案，但该方案并没有获得美国癌症协会的支持，一位肿瘤学家盟友写信给她，表达了他的遗憾：美国癌症协会的医生仍然支持美国医学会的反对意见[35]。

尽管如此，玛丽和美国癌症协会证明，慈善机构和联邦政府的合作，可以增加彼此的可利用资源[36]。美国癌症协会是第一个与联邦政府建立联系的医疗慈善机构，其他社会福利组织在经济大萧条时期也效仿了这种模式。虽然美国癌症协会的研究预算持续增长，但美国国家肿瘤研究所的拨款很快就超越了它。1949年，二者预算相当；1959年，美国国家肿瘤研究所的预算是美国癌症协会的两倍；而到了20世纪60年代，二者的差距就更大了[37]。

癌症是儿童疾病

随着公众对科学研究热情的高涨,癌症的研究团体开始强调,治愈癌症是一个循序渐进的过程。然而,公众要求治疗癌症的习惯性反应根植于一个假设,即癌症易患人群假设。20世纪20年代和30年代收集的统计数据和制作的教育节目使大众认为,癌症是成年人的疾病。直到20世纪40年代末,人们一直认为癌症的受害者是成年人,一般是受过教育的中产阶级白人女性。妇科癌症和乳腺癌通过手术比较容易治疗,美国癌症协会也开展了相应的教育活动。它们的教育活动传达的信息,即"早期发现、自我监察及求助医生"反映了一种假设,即担心女性不愿与医生谈论癌症症状[38]。与此同时,医生们往往在情绪、饮食或其他行为中寻找癌症的病因,尽量减少由遗传和传染引起的可能性。最终结论是,虽然癌症非常可怕,能给人造成巨大的痛苦甚至致人死亡,但患者的个人行为习惯应该为癌症买单。

第二次世界大战后,癌症和儿童之间的联系逐渐被发现了。10年之前,儿童疾病中几乎没有出现过癌症。儿童癌症病例是与儿童死亡有关的公认的禁忌,因此美国癌症控制协会的教育材料中并未反映出儿童癌症病例。这也反映出儿童癌症知识的匮乏。20世纪20年代,随着儿童其他疾病的减少,癌症造成死亡的案例变得越来越多。到20世纪30年代末,一些医院开始关注儿童癌症。纽约纪念医院开始对儿童癌症病例进行单独登记,1940年出版的《儿童癌症》(*Cancer in Childhood*)一书正是以此为基础——该书是第一本儿童癌症教科书。之后著名记者约翰·冈瑟(John Gunther)于1947年出版了回忆录——《死亡并不骄傲》(*Death Be Not Proud*)(记录了他死于脑癌的小儿子的事情),使得儿童与癌症之间的关系得到了进一步宣传。媒体报道使人们认识到,成年人和孩子都有可能得癌症。《妇女家庭良友》(*Women's Home Companion*)上的一篇文章写道:"癌症也会夺走孩子的生命![39]"

20世纪40年代,美国癌症协会和纪念医院开始将患癌儿童作为筹款对象的一部分。就像面对脊髓灰质炎一样,这些组织的公关人员因儿童癌症陷入了两难境地,即美好的治疗希望和有限的治疗水平间的矛盾。内外科医生几乎没有给出任何治疗方面的承诺。由于没有人提供突破性的治疗方法,于是母亲们逐渐被强调应当及早发现孩子的癌症迹象,正如她们对自己所做的那样(早期发现、自我监察及求助医生)[40]。

1948年,儿童癌症的治疗水平得到了显著提高。波士顿儿童医院(Children's Hospital)的首席病理学家西德尼·法伯(Sidney Farber)在报告中说,他用叶酸拮抗剂治疗白血病儿童,取得了显著疗效。在白血病治疗中听到好消息相当不容易,因为白血病与组织或器官形成的癌症不同,它是由于血液中未成熟的白细胞快速生长,血液表观黏度增高,从而引起骨关节疼痛、发热等症状,最后甚至可能会致人死亡。考虑到它与血液的关系,直到法伯首次公布结果之前,肿瘤学家和血液学家才承认白血病是癌症。此外,儿童白血病很难被诊断出来,急性淋巴白血病是常见的白血病,在其快速和致命的过程中很容易被误诊,它常常被误诊为发烧。即使白血病被正确诊断出来,手术和放射性疗法在那时几乎没有用武之地,因为它们主要针对局部癌症。白血病可在血液中扩散,而不是集中在局部,这增加了它们的治疗难度。而化疗可以作用于全身,因此可以用化疗来治疗白血病[41]。虽然法伯是根据几个月内测量的数据,得出了白血病可以被缓解的结论,但每次有关病情缓解的报道都令人满怀希望。这不仅是首次有关白血病被缓解的报道,而且也是关于化疗第一次缓解癌症病情的报道。法伯在波士顿医院的成功为所有的化疗工作带来了希望[42]。

法伯由于在儿童医院遇到了困境，所以决定承认儿童和癌症之间的关系。法伯是病理学家，他无法融入以外科医生为主导的肿瘤学群体。因为他们不相信化疗，所以法伯不得不在院外寻求帮助。他和几家致力于儿童福利事业的慈善机构一起成立了儿童癌症研究基金会（Children's Cancer Research Foundation）。因此，法伯把他的研究重点放在白血病特定的高危人群上，根据当时流行病学的观点，白血病患者一般是成年人[43]。儿童癌症研究基金会的筹款活动借鉴了一角钱运动开创的图像法，不同于早期的儿童癌症宣传。毫无疑问，对儿童而言，癌症是一种可怕的、但可治愈的疾病。儿童癌症研究基金会介绍了一个叫吉米（Jimmy）的孩子，其与大多数接受治疗的孩子不同，吉米的病情在化疗后完全得到了缓解。一个完全美国化的名字与美国本土的儿童癌症研究基金会的形象完全相符。在棒球比赛、电影院和广播中，关于吉米的宣传活动强调了癌症对孩子的威胁性及可治愈性，燃起了人们对抗癌症的熊熊烈火。该宣传极为成功，在4年的时间里，儿童癌症研究基金会资助建立了吉米基金大楼。这是一个儿童化疗研究中心，位于儿童医院[44]。

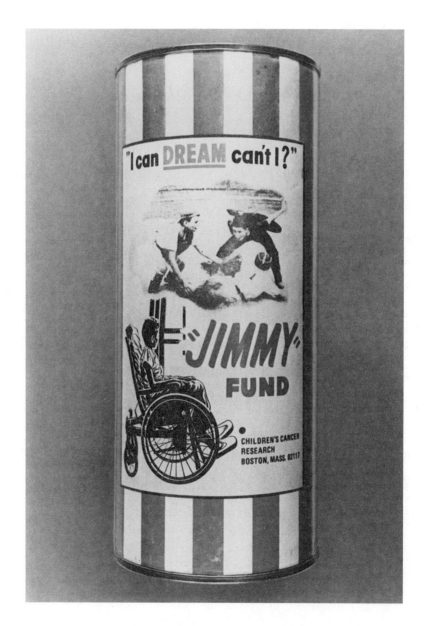

图4.1·吉米基金会为西德尼·法伯白血病化疗研究所进行筹款活动，该活动效仿了一角钱运动，广告以儿童形象为中心。注意这个硬币收藏盒上的图标，一个坐在轮椅上的孩子渴望地看着棒球。图片由丹娜法伯癌症研究院提供。

癌症化疗国家服务中心

因为化疗对患病的孩子有效，所以公众开始支持化疗研究。儿童疾病的道德标准与成人疾病的不同，儿童不能选择自己的环境，也不像成人那样懂得癌症相关知识。20世纪30—40年代，公众不仅越来越重视儿童教育，而且对儿童的患癌意识有了很大的提高。在经济大萧条和第二次世界大战后，美国的出生率几乎翻了一番。在生育高峰期，有7500万儿童出生，战后美国文化的主旨以照顾孩子、住房、饮食和娱乐为中心[45]。文化重心的改变，迫使人们开始重新评估儿童的生命价值，19世纪末，童工开始消失，孩子逐渐回归到家庭生活中[46]。

公众对化疗期望过高，而慈善机构缺乏足够的能力，这种理想和现实的差异可能会导致公众不再资助志愿者组织。一角钱运动筹款的成功，不仅体现了公众对儿童癌症的重视，而且体现了儿童对生物医学研究工作施加的道德紧迫感。该运动通过将癌症死亡的危险和治愈的希望进行对比，来提高儿童疾病的研究地位[47]。化疗的美好前景给癌症研究机构带来了巨大的压力。脊髓灰质炎的筹款活动使人们对脊髓灰质炎的治愈充满期待，同样，关于儿童化疗的呼吁也燃起了人们对治疗癌症进展速度的迫切希望，即便是热心的癌症研究倡导者也难以回应这种热切的期望。癌症治疗的研究是个循序渐进的过程，但在法伯和其他人的鼓励下，化疗和儿童疾病的联系让人们误以为其马上就能攻克癌症了。

慈善组织似乎无法独自承受这些期望。在美国，只有波士顿的儿童癌症研究基金会、纽约的哥伦比亚内外科医生学院和斯隆–凯特琳研究所具有筛选化疗药物及进行临床评估的条件，因为它们既有实验室又有床位。斯隆–凯特琳研究所承担了大部分的研究工作，初筛的化疗药物约占20世纪50年代总体的四分之三[48]。斯隆–凯特琳研究所的领导层敏锐地意识到，这个速度可能无法跟上潜在抗癌化学药物发现的步伐。1956年，斯隆–凯特琳研究所所长指出，该研究所筛选出约2万种化学药物，每个化学药物的初筛费用是20美元。而美国制药业每年生产出约100万种潜在的抗癌化学药物[49]。因此，国家研究委员会医学科学部门的主席认为，研究人员要测试"无限的有机化合物"[50]。早在1950年，斯隆–凯特琳研究所的主要赞助人之一——千万富翁劳伦斯·洛克菲勒（Laurance Rockefeller），就给一位参议员写信说："虽然私人财力能够继续推动这项事业，但要想保证研究的速度，还是需要联邦政府的大力支持[51]。"

来自儿童化疗领域的紧迫感，及日益增加的对化疗筛查规模的认识，促使玛丽开始通过改变癌症慈善机构与联邦政府之间的关系来解决这些矛盾。化疗不仅需要联邦政府大规模的资助，还需要一群敢说话的专家，他们得大胆地承诺——可以攻克癌症。早在20世纪50年代，玛丽和美国癌症协会就开始向政府游说化疗的好处。美国癌症协会首次请求联邦政府提供化疗资助时，一些国会议员质疑这是否需要政府干预，并向证人询问州政府或慈善基金会为化疗捐款的意义是什么[52]。玛丽和奎因则承诺要保护儿童的生命，这才平息了这场风波。早期癌症与流行病之间的关系，也引起了人们的关注。在一次听证会上，美国癌症协会的代表让立法委员们设想一下，纽约五分之一的人患了一种病，这种病让很多5—14岁的孩子失去了生命，比其他任何疾病影响的人数都要多。不久，同样的疾病又在加利福尼亚暴发。"你会认为这是一种流行病……一种我们国家从未出现过的疾病……这是国家的灾难。"当然，这种病就是癌症。当时，它对美国造成了同样的威胁，"只不过传播速度稍微慢一些"[53]。

康奈尔医学院的一名医生向国会强调了儿童疾病研究的特殊性："我们认为，如果有一个组织良好、财力充足、规模较大的调查团队，那么在不久的将来，其就有可能找到白血病及其他类型癌症的治疗方法。我们目前的目标……就是让这些孩子活着，希望他们中的一些人能活到治疗方法出现的时候[54]。"法伯出席了参议院的一个听证会，给大家出示了一些癌症患者的图片，其中包括一名接受治疗的白血病患儿。他向一位参议员讲解，这个孩子接受了四年治疗，"目前的状况已经与健康的孩子无异……我们只希望能让这种治疗情况重复出现[55]"。

国会为化疗研究提供了越来越多的资助，也为联邦政府干预癌症研究提供了具体途径。1953年，国会为美国国家肿瘤研究所拨款100万美元进行化疗研究。它的倡导者认为："化疗的研究潜力并没有得到充分地发挥，虽然人们对临床药物进行了一系列的筛查……但也可以适当地合成一些化疗药物[56]。"1955年，在法伯和玛丽的一再敦促下，国会令美国国家肿瘤研究所成立癌症化疗国家服务中心（Cancer Chemotherapy National Service Center）。联邦政府迅速增加了对化疗的资金投入，1953年投入的金额数目为100万美元，1955年为500万美元，1957年为2000万美元，联邦政府资助的金额很快就超过了个人资助的金额。法伯声称："化疗是国家资助癌症研究的最大的动力……人们曾承诺可以通过它攻克癌症[57]。"

美国国家肿瘤研究所的管理人员本应该以激动的心情来回应这种资助，但他们的反应却极为冷淡。与志愿机构一样，美国国家肿瘤研究所的领导层认为，不应该将化学药物的检测和筛选上升到科学调查的水平。1953年，国会为化疗研究拨款100万美元后，美国国家癌症研究所的主任不愿让人们认为这是一笔用于化疗研究的专项资金。他认为该法案仅仅表明："国会对……化疗……有特殊兴趣，尤其是在治疗白血病方面[58]。"美国国家卫生研究院的院长试图满足国会的要求，在第二年的预算听证会上表示："国会的资助会推动全国性的抗癌工作的开展，各机构之间相互合作，一起寻找治疗白血病的药物[59]。"虽然美国国家肿瘤研究所的领导层不希望联邦政府干预癌症研究，但立法权掌握在美国癌症协会手中，他们不可能拒绝联邦政府的干预[60]。

在美国国家肿瘤研究所里，癌症化疗国家服务中心拥有半自主权。这表明美国国家肿瘤研究所质疑药物筛选的意义。通过一项新的癌症研究资金工具——联邦合同，癌症化疗国家服务中心与制药公司合作，利用动物实验，测试了数万种化学药物的潜在抗肿瘤活性，尤其是抗白血病的化学药物，随后进行临床试验。该研究迅速成为美国国家肿瘤研究所最大的预算项目，最终在包括贝塞斯达官员的指导下，数十个机构开展了临床试验[61]。癌症化疗国家服务中心的第一任主任肯尼思·恩迪科特（Kenneth Endicott）解释道，急性白血病患者在化疗后，病情得到了暂时性的缓解。这使得化疗研究成为美国国家肿瘤研究所工作中最有望战胜癌症的领域方式："该研究在国会的推动下，将制药业、研究机构、私人研究人员和美国政府联合起来。他们贡献出各自的技能和资源，使其成为一项全国性的项目[62]。"

上述观点一经实现，癌症化疗国家服务中心就成为联邦政府在癌症研究领域进一步扩展的滩头阵地。20世纪60年代早期，该机构的工作人员率先使用多种药物联合治疗白血病并取得成功。国会为癌症化疗国家服务中心的拨款金额迅速增长，该中心与全国多个中心签订合同，进行大规模的药物筛选工作。这是癌症研究的新模式——政府负责协调制药公司、医院、大学实验室和美国国家肿瘤研究所之间的工作。随着癌症化疗国家服务中心的不断发展，实验室癌症研究的主导权以一种微妙的方式转移到了联邦政府手中。癌症化疗国家服务中心的大规模工作，不仅使得生物统计学在临床试验上得到了发展，取得了创新，还促进了不同机构肿瘤学家之间的交流。因联邦政府不能通过自上而下的方式指导癌症化疗国家服务中心的工作，1955年后，美国国家肿瘤研究所为化疗研究提供了一个不可或缺的发展平台[63]。

在癌症病毒研究刚起步的时候，癌症化疗国家服务中心选择的模式生物，有助于解释格罗斯发现的小鼠白血病与人类癌症白血病的关系——这种方法促使了新团体的形成，团队成员含蓄地接受了小鼠白血病与人类癌症的相关性。癌症化疗国家服务中心选择两种近交系小鼠和一种白血病小鼠进行实验，将它们的实验结果作为抗癌活性的筛选标准，确保纯种小鼠成为癌症研究的"金标"模式生物[64]。恩迪科特后来自信地断言，"小鼠白血病是由病毒引起的……可通过接种疫苗来预防……就我而言，我不相信人与老鼠有那么大的区别"[65]。

联邦政府的未来

在美国癌症协会和玛丽政治联盟的攻势下，美国国家肿瘤研究所的年度拨款在1952—1962年，增加了5倍。联邦政府在癌症研究上的资金投入比志愿组织多出了几个数量级[66]。多种因素的共同作用造成了这种现象，但其主要还是归功于像玛丽这样英明的抗癌倡导者，因为她和其他倡导者在推广联邦医疗保险遇挫后，转而向联邦政府寻求对生物医学研究的资助。虽然战前美国癌症控制协会的癌症专家的悲观情绪阻碍了癌症研究的发展，但现在，他们已经无法控制联邦政府的政策制定了，取而代之的是生物医学研究的新文化氛围。新文化的支持者将儿童疾病慈善事业的紧迫性与政府促进健康的承诺结合起来，试图找到并推广治愈癌症的新方法。化疗是一种具有急迫性和计划性的新治疗方法，是生物医学协议的第一个战场，但不是最后一个。它对资源的需求及其治疗前景，为未来联邦政府进入生物学研究领域提供了模板。

联邦政府对化疗研究的资助，促使了癌症研究新团体的出现及壮大。这些团体对癌症问题的理解方式与外科医生的理解方式截然不同，它们还发明了认识癌症的新方法，尤其是药物筛选和临床试验[67]。化疗带来的兴奋促使人们开始寻求解决癌症问题的其他方法，并造就了一批支持联邦政府干预癌症研究的专家群体。在这些新机构及公众的期望下，管理者、立法者和活动人士将注意力转向了癌症病毒。1958年，在美国国家肿瘤研究所主任的支持下，国会为白血病病毒研究拨款100万美元，这个数目是美国癌症协会年度资助的3倍。然而，如何使用这笔钱来达成生物医学协议的目标仍是个难题。

第五章

通过特殊病毒白血病项目管理未来

1964年美国国家肿瘤研究所公布了特殊病毒白血病项目（Special Virus Leukemia Program），该项目旨在鉴定人类白血病病毒并研发相应的疫苗。为了尽快预防儿童白血病，该项目承诺，除向癌症研究人员提供资助和耐心等待研究结果外，它还可以发挥其他的作用。《生活》杂志的撰稿人兴奋地指出，项目管理人员将"规划"研究并"取得成果"[1]。美国国家肿瘤研究所副主任、项目的创始人卡尔·贝克（Carl Baker）向受众反复强调，每天都有数十人死于白血病，其中很多都是儿童。他认为，如果想要尽快进行癌症研究以达成实验目标，那么制定研究方案与提高实验室技术水平同等重要[2]。特殊病毒白血病项目的研究规模与它的组织机构相匹配，它使用的是白血病病毒研究的专项资金，花费的资金数目大约是美国癌症协会在整个癌症病毒学领域年度花费的25倍[3]。

那时还是生物和医学的"小科学"时代，特殊病毒白血病项目的研究迫使一些"大科学"问题（组织问题、集中化管理问题和国家干预问题）浮出水面[4]。该项目的成立标志着联邦政府在癌症研究中扮演的角色越来越重要。玛丽和她的盟友们认为通过生物医学研究能够治愈癌症，但美国国家肿瘤研究所的领导层在早期没有考虑过管理研究。1957年，美国国家肿瘤研究所主任在给一位关注癌症治疗进展的参议员回信时写道，"科学研究很大程度上是一个积累的过程"。即使面对联邦政府不断增加的预算，美国国家肿瘤研究所也没有干预科学家的研究方向，而是让他们自由、独立地研究，并认为他们选择的研究方向是有前途的[5]。人们想要通过特殊病毒白血病项目改变现在这种自由散漫的状态。虽然还没有发现人类癌症病毒，但是该项目的快速发展还是打乱了传统的研究方式。事实上，许多病毒学和肿瘤学专家都认为病毒与人类癌症无关。

这些反对意见对疫苗的研发工作造成了毁灭性的打击。尽管如此，在这些质疑的声音中，特殊病毒白血病项目仍在不断发展，无疑是因为有其他的力量在推动它。

人们通过特殊病毒白血病项目创造了一种思考癌症病毒的新方法——将癌症病毒作为规划和基础设施的管理对象，而不是实验室的研究对象。虽然没有在实验室里发现人类癌症病毒，但在规划文件中，人们仍然耗费了数千页去阐述特殊病毒白血病项目[6]。当科学家们在实验室寻找人类癌症病毒时，贝克和美国国家肿瘤研究所的其他人则根据冷战管理理论建立了一个体系，该体系将癌症病毒视为行政管理对象。从管理角度而言，癌症病毒与实验室研究对象的现实类型不同，它们既是物质上的存在，也是过程上的存在[7]。在管理框架下，人们通过完善基础设施来推动病毒的发现和疫苗的研发，而不是被动地等待[8]。

特殊病毒白血病项目在管理方面的实践，解决了美国国家肿瘤研究所在20世纪50年代和60年代迅速扩张过程中所遇到的问题。虽然玛丽的政治联盟扩大了联邦政府对癌症研究的资助，但是，一旦美国国家肿瘤研究所无法在研究上取得进展，联邦政府就会取消这些资助。癌症病毒研究管理框架的制定，打破了美国国家肿瘤研究所内忧外患的局面。以管理理论为基础，美国国家肿瘤研究所成立了管理层，以牺牲学术型医生和科学家的利益为代价，把控科学研究的方向。病毒作为被管理对象带来了双重作用——使得关于癌症病毒的研究和对癌症病毒学家的管理工作变得更容易[9]。

为美国国家肿瘤研究所设定研究速度

20世纪50年代，玛丽和她的盟友成功地塑造了一种政治文化氛围，使得美国国家肿瘤研究所获得了大量的资助。化疗和癌症疫苗是通过应用生物学研究有望解决癌症问题的两个方法。1958年，国会增加了对癌症病毒研究领域的资助。这表明政治资源可以被用来资助癌症疫苗的研发。然而，当首批资金到位后，美国国家肿瘤研究所的领导层既没有能力主导大规模的病毒研究，也不愿意这样做。尽管公众对该项目的期望很高，但美国国家肿瘤研究所的领导层却从容不迫，依然故我。小说家赫伯特·乔治·威尔斯（H. G. Wells）曾在1929年描述过癌症研究。正如美国国家肿瘤研究所管理人员所指出的那样，该书传达的思想与目前的研究态度非常相符："人们控制和压抑自己的情绪，一直保持冷静、从容、平和的心态，相信癌症将会从生活中消失。征服癌症的动力应该是知道癌症为什么发生、如何发生，怜悯或恐惧对研究没有丝毫帮助……只想获得服务是不会有什么发现的[10]。"

美国国家肿瘤研究所的拨款政治基金会认为，癌症研究是循序渐进的个人工作。20世纪50年代，虽然癌症研究方面的资助在飞速增长，但资金分配的行政机制却没有改变。和美国国家卫生研究院的其他分支机构一样，美国国家肿瘤研究所成立后，在资助医学院和大学的研究项目上保持着谨慎的态度。最初，这与联邦政府和生物医学研究群体的利益相关。学术型医生和生物学家想拥有研究的自主权，联邦行政人员则试图为位于贝塞斯达的美国国家卫生研究院总部的"内部"研究保留有限资源[11]。国家癌症咨询委员会（由大学和医学院的医生及科学家组成，里面没有美国国家肿瘤研究所的官员）负责监督美国国家肿瘤研究所

"外部"拨款的分配[12]。即使在第二次世界大战期间进行了科学技术大动员之后，他们还是对联邦政府参与癌症研究一事持怀疑态度。正如在前面第四章中讨论的那样，1946年，美国国家肿瘤研究所和美国国家卫生研究院的领导层反对以"曼哈顿计划"为模板的抗癌工作。

虽然从表面上来看，鉴定人类白血病病毒的前景很乐观，但私底下，美国国家肿瘤研究所的领导人并不确定是否能在疫苗的研发方面取得快速进展。美国国家肿瘤研究所的主任刚向国会描述了癌症病毒研究的巨大前景，随后就写信给同事说，"人类肿瘤病毒的研究是一项漫长而艰巨，并且往往没有任何回报的工作"[13]。国家癌症咨询委员会在审议如何使用美国国家肿瘤研究所的这笔资助时，选择了一种传统而稳健的方法。他们认为，美国国家肿瘤研究所应该根据科学家的个人价值来给他们拨款，而不是科研能力。此外，该委员会还建议由学术专家负责资金分配而非联邦政府官员[14]。在听取了咨询委员会的意见后，美国国家卫生研究院病毒学和立克次氏体学研究部门同意支持一些为期10年的研究项目，并提醒："关于恶性肿瘤的病毒研究是一个漫长的过程，在此期间不一定会有明显的研究回报[15]。"

在和平时期，美国国家肿瘤研究所和美国国家卫生研究院的领导层并不认为国家的当务之急是生物医学研究。即使在面对20世纪50年代中期癌症肆虐的严峻形势时，国家癌症咨询委员会仍然认为应该保留自由的科学研究体制，由学术同行而不是联邦官员来审查拨款。委员会强调："今后应给予研究者更多的信任，不要干涉具体而详细的研究过程"，应为美国国家肿瘤研究所发放的外部拨款留出足够的评估时间，以免打断"调查人员"的工作[16]。当科学家阅读美国国家肿瘤研究所的拨款细则时，他们会发现其中包含"科学自由"的条款，该条款写道，"被资助者所进行的实验可以与之前提交审查的项目不同"[17]。

在玛丽和她的盟友设计的生物医学协议中,科学自由的条款与资助生物学研究的基本原则相冲突。截至1954年,卫生、教育和福利部的资助占联邦政府资助的48%,为生命科学和近三分之二的生物医学科学(如分子生物学、发育生物学和病理学等)提供了资助[18]。随着协议范围的不断扩大,很多研究项目看起来并不能促进人类健康——与国家科学基金会不同,美国国家卫生研究院的领导层不能承认自己是为了自身的利益才推动知识进步的。1958年,曾任美国卫生局局长的斯坦霍普·贝恩·琼斯(Stanhope Bayne Jones)在一份针对美国国家卫生研究院的评估报告,即《医学研究与教育的进展》上,将这些问题反映出来。鉴于全国上下对卫生研究的期盼,及联邦政府的大力资助,该综述最终认为,美国国家卫生研究院应该管理研究工作,确保研究与国家健康的相关性[19]。

规划癌症疫苗所带来的挑战

自主权和问责制之间的冲突给美国国家肿瘤研究所研发癌症疫苗的第一个重要项目——病毒和癌症小组带来了阻碍。1958年,美国国会拨款100万美元用于白血病病毒的专项研究,癌症小组的成立就是为了管理这笔专款。该小组坚持开展疫苗研发工作,它的顾问中包括著名的脊髓灰质炎研究人员,如索尔克——他研发脊髓灰质炎疫苗的经验为如何抗癌提供了一个模板[20]。事实上,脊髓灰质炎疫苗的成功,极大地影响了人们对癌症疫苗的态度。国家脊髓灰质炎基金会为大批病毒学家提供了资助,在成功研发出脊髓灰质炎疫苗后,很多病毒学家失去了资金援助。尽管部分脊髓灰质炎病毒学家的研究方向都转向了癌症病毒研究，但能够研制出癌症疫苗的人依然寥寥无几。1955年，美国癌症协会聘请哈里·韦弗（Harry Weaver）为新的研究主任，韦弗曾将国家脊髓灰质炎基金会的研究目标重新定位到疫苗研发上[21]。

脊髓灰质炎疫苗的成功改变了美国国家肿瘤研究所研发白血病疫苗的方法[22]。脊髓灰质炎病毒学家进入美国国家肿瘤研究所的咨询小组，成为除外科医生外，另一种评估癌症病毒的权威人士。由脊髓灰质炎病毒专家组成的委员会为国家癌症咨询委员会起草了一份报告，该报告声称"鉴于……最近的发现，现在是深入研究病毒肿瘤和肿瘤病毒……以及可能的疫苗的好机会"[23]。根据这些观点，美国国家肿瘤研究所的病毒和癌症小组制订了一项雄心勃勃的动员计划，试图对试剂、实验动物、病毒株和细胞系进行统一的管理和分配。这超出了单个实验室的开发或维持能力[24]。

虽然有这样的雄心壮志，但癌症小组成员很快就发现，他们不可能完成这个计划。该小组具有"促进"沟通及解决培训或资源需求问题的权利——这是美国国家肿瘤研究所外部研究管理松散的标志[25]，但是，由于没有资助特殊项目的授权，该委员会的基础设施计划常常受挫。例如，许多病毒学家不愿将培养细胞的工作委派给其他机构。这为衡量工作的标准化带来了障碍，因此，为癌症病毒研究提供的大规模资源生产工作受到了阻碍[26]。此外，该小组不愿对科学家犹豫不决的项目进行跟进。该小组虽然清楚地认识到收集和储存肿瘤细胞系在科研领域的重要性和迫切性，但担心在"政府赞助"下，这项工作将会存在很多问题[27]。该小组经过一年的努力，建立了肿瘤细胞库，但美国国家肿瘤研究所人员却告知他们，由于其组织机构问题，"就算是那些对于完成癌症病毒研究必不可少的资金或工作人员,他们也不能做出长期承诺"[28]。事实上,该小组成立两年后,仍然不能为癌症病毒研究的特殊设施建设提供资金援助[29]。

与此同时,外界不断呼吁,联邦政府应该对美国国家卫生研究院的生物医学研究进行有效管理。联邦医疗研究资助的反对者,如众议员劳伦斯·方丹(Lawrence Fountain),就曾指责美国国家卫生研究院预算不断增长的问题。对于方丹和其他反对联邦政府资助的人来说,玛丽在国会的力量算是比较强大的,想要挑战其提出的支持研究经费的政治共识非常困难。然而,方丹在政府的效率和纳税人的权利上,找到了一个反对理由[30]。1961年的秋天到1962年的春天,方丹所在的委员会揭露了一系列的拨款管理丑闻。方丹设法操纵了美国国家卫生研究院院长詹姆斯·香农,让他发布一系列反对严格的拨款监督方案的声明[31]。然后媒体开始大肆报道诸如"美国医学研究费用超支""斯坦福否认利用美国研究基金建造游泳池""美国国家卫生研究院拨款计划缺乏适当的监管"之类的新闻。这不仅让美国国家卫生研究院负责管理拨款的人感到尴尬,而且威胁到了美国国家卫生研究院的核心理念,即它所资助的研究均可促进美国民众的福利[32]。

方丹攻击的核心是美国国家卫生研究院无法对生物医学研究的拨款负责。在委员会和媒体面前,他痛斥香农:"我们应该期待合理地运用管理程序,确保资金用于国会所计划的目的……你们花费了数亿美元来进行一些我们无法看到也无法衡量其价值的研究。[33]"就连美国国家肿瘤研究所在国会的支持者都抱怨道,"迄今为止,癌症研究所在癌症研究方面并没有取得什么新进展"[34]。虽然美国国家卫生研究院和美国国家肿瘤研究所向立法者保证能够胜任管理研究的任务,但是,管理人员内心深处却充满焦虑，即美国国家卫生研究院缺乏监督能力，使研究项目无法一如既往地服务于人类健康[35]。

对于美国国家肿瘤研究所的新主任肯尼斯·恩迪科特（Kenneth Endicott）来说，这些都是他在1960年就任后需要解决的关键问题。恩迪科特之前担任过美国国家肿瘤研究所癌症化疗国家服务中心主任，该中心是美国国家肿瘤研究所中唯一一个以工业形式的机构和合同为主导的部门（这得益于抗癌活动人士所灌输的思想）。恩迪科特认为，"我们即将在癌症领域取得重大突破"。他还理所当然地认为，"通过癌症预防和控制的项目……该研究所有能力实现突破"[36]。

恩迪科特关注的首要目标是癌症病毒。他认为，导致病毒和癌症小组工作进展缓慢的是组织问题而不是科学问题。病毒和癌症小组所采用的研究和培训方案过于"自由"。因为个别研究人员一些不切实际的研究方案，"导致了很多事情的发生"。恩迪科特叮嘱该小组采取"积极"的方法，来解决所有"阻碍研究进展缓慢"的问题[37]。恩迪科特成立了病毒肿瘤学实验室和病毒学研究资源处，后者"为该领域工作的所有科学家提供基本材料和服务"，使其通过"签订商业合同，在最短的时间内得到所需的细胞培养物、动物和病毒株"[38]。然而，即便如此，恩迪科特仍然认为这两个部门的发展速度太慢。1961年底，他委派助理主任卡尔·贝克重新制定美国国家肿瘤研究所癌症病毒的研究结构以实现疫苗研发。

卡尔·贝克学会管理未来

尽管贝克早期的职业经历没有任何迹象表明他有管理上的天赋,但到1961年,他已经成为一名优秀的生物医学研究管理者。在20世纪70年代抗癌战争兴起期间,他在领导美国国家肿瘤研究所时巩固了这一地位。贝克生于1920年,在肯塔基州的路易斯维尔长大,先后学习了动物学和医学。他在密尔沃基当医生期间对癌症产生了兴趣。然而,自1944年从医学院毕业后,在海军的征召下,贝克成了医护兵。他的战时经历平淡无奇,虽然他参加过基本训练,但从未亲历过战争。退役后,贝克重拾对癌症的研究兴趣,在加州大学伯克利分校攻读生物化学博士学位。他的研究课题是找出正常细胞和癌细胞的代谢差异,拓展了战前癌症研究领域较为热门的生物化学方法[39]。1948年,他放弃了博士学位,接受了工作邀请,搬到贝塞斯达,到美国国家肿瘤研究所生物化学部门工作[40]。贝克在美国国家肿瘤研究所的研究员生涯很短暂,在细胞培养或其他研究癌症的体外系统出现之前,贝克的工作需要经常与实验动物接触。这导致他的哮喘病更严重了[41]。面对如此严重的过敏反应,他似乎需要离开美国国家肿瘤研究所。然而,他仍然对癌症研究感兴趣,并在研究所实验室外找了份拨款审查工作。虽然不能继续在实验室工作,但基于贝克的审查工作,他被临时任命为美国国家癌症研究所的内部科学研究主任。这促成了他于1958年担任美国国家肿瘤研究所的助理主任。从1960年起,他在1969年升任主任之前,一直担任美国国家肿瘤研究所副主任[42]。

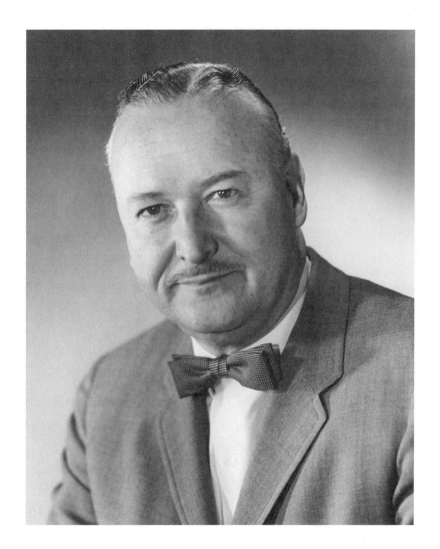

图5.1，卡尔·贝克在1960至1969年担任美国国家肿瘤研究所的副主任，在规划和运作特殊病毒白血病项目上发挥了重要作用。他在1970至1972年担任美国国家肿瘤研究所主任。图片由爱德华·哈伯德摄，由美国国家肿瘤研究所提供。

随着职务的升高,贝克对科学管理方面的知识产生了兴趣,对相关知识的探索使他对科学家与联邦政府之间的关系有了更深入的了解。20世纪40年代后期,随着联邦政府对科研领域投入的增加,许多科学家开始讨论这是否会改变或影响科学界的研究工作。关于国家科学基金会的结构和使命的辩论为这种新关系的定义提供了试金石。许多左派政治人士主张政府积极干预科学研究规划,而右派和中间派则主张科学自主和基础研究。物理学家是这场辩论的主要发声者,他们仍然主张一位历史学家所说的"自由社群主义",即通过同行评议制度而不是外部管理来规范自己的能力。这一观点肯定了同行评议对科学思想的判断是自由的,并将国家计划与共产主义混为一谈[43]。20世纪40年代末,苏联对经典的孟德尔遗传学进行压制,并支持苏联遗传学家特罗菲姆·李森科(Trofim Lysenko)的理论,强化了这些政治分歧。科学的自主意识形态决定了国家科学基金会的最终版本,它尊奉同行评议制度,并避免被国家控制[44]。

美国国家卫生研究院的管理者非常关心如何在确保科学自由的同时指导研究。1957年1月,贝克加入了研究管理问题的探讨小组,对该问题进行了首次讨论。该小组的讨论记录保存在贝克的档案中,让我们得以清楚地了解到,美国国家卫生研究院的管理人员在研究管理意识形态和实践方面做了哪些工作。与国家科学基金会不同,美国国家卫生研究院以增加民生福祉为己任。这也使得美国国家卫生研究院有别于洛克菲勒基金会等私人慈善机构,后者在20世纪30年代旨在促进分子生物学的发展[45]。对美国国家卫生研究院来说,"一方面是社会需要解决的问题(如疾病的治疗),另一方面是科学家的项目(他们中的许多人相信,如果任其在自己的研究项目上发展……他们就能更好地为社会做贡献)",如何平衡二者的紧张关系是小组讨论的主要话题。他们第一次的讨论结果是坚定地站在支持"自由社群主义"的一方,比如英匈物理化学家和科学哲学家迈克尔·波拉尼(Michael Polanyi)和哈佛大学校长詹姆斯·科南特(James Conant)。正如贝克在参加第一次会议之前所理解的那样,贝塞斯达的管理人员面临的主要挑战是如何满足科学家的"个人自由"[46]。

尽管如此,贝克仍然认为,科学研究的过程是一个需要服从组织、相互协调、有计划的过程。会议一开始讨论了这样一个命题,即科学研究是否不同于其他活动。该小组否定了会议记录中记载的"19世纪""机械论"和"唯物主义"观点,即科学研究的主要目标是"用客观和不变的术语描绘真实的宇宙和绝对本质"。该小组支持科南特的观点,即科学研究是一个开放的、动态的、理性的过程,该观点形成于量子力学出现之后。科学研究的进行需要"管理条件和政治条件"的支持[47]。此外,贝克补充道,"科学的管理离不开公众的期望"。同时,他强调说,主要的问题是保持科学的独立性,即"在明确的形式和目标的安排下,进行本质上独立自主的活动"[48]。

美国国家卫生研究院管理人员的讨论小组不仅讨论了科学自由理论,还讨论了研究所组织机构的运作问题。在第二次会议上,经过慎重考虑,该组织的成员最终反驳了波拉尼的断言,即"只有给予所有成熟科学家完全的独立性才能追求科学研究的组织性"。组织里一名成员的反对意见被记录了下来,"问题不在于科学家最终是否受到当局指挥,关键是当局留给他们自由的本质,以及指挥的本质[49]"。研究的管理者是焦躁不安的公众和科学家之间的"缓冲剂"[50]。1957年5月,该小组在最后一次会议上提出了一个问题,即美国国家卫生研究院应该制定什么样的管理体制来实现目标。甚至其可以采用除现行的制度外的任何制度。

记录显示，1948年，"美国国家卫生研究院还是一个相对较小的机构，根据简单的原则就能做出正确的决定"。然而，10年后，随着机构的不断壮大，它已经无法实现自我沟通了[51]。

当贝克开始探索科学研究管理的其他框架时，这些讨论为他提供了出发点。他的工作把他带到了生物学家和医生不常去的地方。他参加了布鲁金斯学会（Brookings Institution）举办的实验室管理人员研讨会。他阅读的书的内容涉及科学哲学和管理理论，包括《动态的官僚主义》（*The Dynamics of Bureaucracy*）（1957）、《大型组织机构的有效改变》（*Effecting Change in Large Organizations*）（1958）、《管理的滑稽批判》（*The Facetious Critique of Management*）（1957）、《管理的实践》（*The Practice of Management*）（1955）[52]。冷战时期政治氛围下所形成的科学规划思想一直影响着他的工作。在为美国文官委员会主办的"科学和专业项目领导人管理学院"的会议做筹备时，贝克读了一份评估报告，该报告中说道，"坦率地承认，苏联已经超越美国，他们能够将社会和个人联合起来进行生物领域的研究"。贝克警告说，虽然苏联的科学研究是富有成效的，但其人员研究和促进发展的目的——"改变世界而不是了解世界"——将阻碍他们，因为这个目的将"科学等同于技术"。政府应该提供一个模式"去吸引优秀的科学家"，而不是专横地把控科学研究方向[53]。

对贝克未来研究癌症病毒的方法而言最重要的框架是系统分析法[54]。而化疗筛选的灵感来自大公司的研发部门实施的项目（如通用汽车公司和制药工业的抗生素筛选项目），贝克从中借鉴得出了一套新的管理理念[55]。20世纪50年代和60年代，系统分析法及控制论在美国各个领域得到了应用，包括建筑学、心理学、计算机科学、神经学、生态学和分子生物学[56]。系统分析法虽然不像控制论那样广为人知，但对联邦政府的发展产生了深远的影响。第二次世界大战期间,运筹学开始发展起来,系统分析法通过位于圣莫尼卡的兰德公司得到了重视。兰德公司是美国空军的智囊团,旨在解决航空航天生产领域的困难。通过使用运筹学和博弈论的数学语言,兰德公司的工程师和统计学家为空军(最近成立的一个独立的军事部门)提供了一套有效的分析工具,当军队内部出现资源争夺时,它可以证明其生产需求是合理的。鉴于该分析工具的灵活性,兰德公司得以在1950年代扩大其服务领域,包括将系统分析法应用于核战略。众所周知,在1960年约翰·F. 肯尼迪(John F. Kennedy)和理查德·尼克松(Richard Nixon)的总统竞选期间,兰德公司的报道加剧了人们对美苏之间导弹差距的担忧[57]。

肯尼迪就任总统后,任命福特汽车公司总裁罗伯特·麦克纳马拉(Robert McNamara)担任他的国防部长,麦克纳马拉是位优秀的经理人,但没有军事背景。该任命反映了,肯尼迪希望更多的文职官员控制五角大楼的武器采购过程。麦克纳马拉不相信军事领导人的建议,而兰德公司报告中关于冷战大战略与武器设计和采购过程的协调标准吸引了他。麦克纳马拉从他在福特公司担任高管的经历中吸取经验,成立了一个工作组,将会计技术与系统分析法相结合,为国防项目创建了计划项目预算系统(Planning Program Budgeting System)。尽管在关于该系统应用于武器采购决策的早期辩论中,人们对计划项目预算系统的价值展开了激烈的争论,但它对国防政策的经济计量方法,即"理性国防"决策,最终成功地将不同军事部门置于文官的控制之下[58]。麦克纳马拉随后将该方法整合到以计算机为基础的更广泛的作战指挥控制系统中,那些考虑在越南发动核战争和镇压叛乱的防空专家接受了这个作战系统[59]。

麦克纳马拉对五角大楼的高调改组也引起了其他机构对系统分析

法的兴趣。20世纪60年代后期，参与反贫困战争的联邦行政人员将工作重心转向了日常方案规划[60]。然而，方案规划在太空探索中得到了最明显的应用，太空探索是冷战时期竞争激烈的领域。在苏联首次将宇航员送入太空后，肯尼迪承诺："美国将在20世纪60年代末实现载人登月。""太空竞赛"给美国国家航空和宇航局（National Aeronautics and Space Administration）带来了大量的资源和巨大的压力。与20世纪50年代末美国国家肿瘤研究所的情况相似，美国国家航空和宇航局局长詹姆斯·韦布（James Webb）试图在技术人员的能力和国会的期望之间取得平衡。他将系统分析法应用到解决问题和立法拨款上[61]。韦布具有管理天赋，随着美国国家航空和宇航局越来越接近设立的目标，他所写的《太空时代管理》（*Space Age Management*）（1969）一书也成了管理研讨会的试金石[62]。

虽然人们普遍认为，20世纪70年代早期，美国国家肿瘤研究所的抗癌战争借鉴了美国国家航空和宇航局的经验，但事实上，早在10年前，贝克就已经开始考虑如何将类似的方法应用到癌症研究上。贝克通过系统分析法得出了结论，即生物系统对管理研究计划的抵制，是程度问题而不是种类问题。贝克指出，方案规划是很强大的，因为它提供了一个描述生物医学研究管理的词汇表，其可以涵盖不同的范围，从单个实验室到部门，再到整个美国国家肿瘤研究所。贝克在他的读书笔记中写道，癌症研究的概念——"计划"是一个"有用的词"，因为它具有多重含义，其中大多数的意思是"有组织"地朝着目标前进，与他从管理研讨会上学到的术语相呼应[63]。贝克认为，"物理科学的进步是集中应用计划发展研究的结果……重要的是目标的选择、紧迫感和对计划的仔细描述，并在必要时进行修正"。通过集中力量着手于"较优先的项目"，方案规划可以实现"几年前那些被认为不可能实现的目标"。贝克总结道，这样令人印象深刻的方法也应该被运用到美国国家癌症研究所的疾病研究中[64]。

贝克首次将方案规划应用于癌症研究是在恩迪科特任命他负责重组病毒和癌症小组时。贝克一直都是小组的成员，他知道小组在组织方面的困境。在准备标准试剂、收集组织和设计实验室空间时所遇到的后勤困难，似乎非常适合通过应用系统分析方法来予以解决。在恩迪科特的支持下，贝克首先成立了人类癌症病毒工作组。贝克向参与者解释了成立该工作组的目的，"与那些没有管理研究的机构相比，我们能更快地阐明病毒在人类癌症中的作用"。贝克希望工作组在5年内就能完成任务[65]。美国国家肿瘤研究所的工作人员乐观地得出结论，"人类癌症病毒问题研究进展缓慢是由于后勤方面的挑战，此时的研究相当于……早期的脊髓灰质炎研究"[66]。也许，贝克为恩迪科特准备了一份特别报告，该报告承诺根据科学领域的大量证据，人类的癌症病毒即将被发现[67]。

然而，虽然贝克很自信，但他的计划还是缺乏实验室证据，即人类癌症是由传染因子引起的。美国国家肿瘤研究所正在进行的癌症疫苗研发项目是一项耗资巨大的工程，需要建设基础设施并招募科学家，但目前为止，似乎还没有发现病毒，因此很难证明其合理性。即使是物理科学中最富想象力的计划，也是在确信其研究目标存在的情况下进行的。由于研究资金受到了严格的审查，美国国家肿瘤研究所不太可能把更多的资源投入到一个似乎没有回报的领域中。

将癌症病毒作为管理对象

面对当时的僵局，贝克并没有把癌症病毒作为实验研究对象，而是将其作为行政管理的规划对象。他明白，要想让美国国家肿瘤研究所的官僚机构掌控人类癌症病毒研究，那么语言将是成败的关键部分。系统分析法和方案规划为贝克提供了一个词汇表，使其可以用来讨论未来的癌症疫苗研究，它预示了研究过程，而不是当前的实验结果。他不遗余力地对他的员工进行这些方法在论述方面的培训。贝克设想的管理系统需要用一种"全新的方法来描述研究"，美国国家肿瘤研究所需要"新的理念、概念、术语及章程"。对于生物医学研究人员来说，进入研究计划阶段似乎是"独特的甚至是奇怪的"，贝克认为，应该解决那些"与社会需求、公众健康相关"的跨学科科研问题。在这项工作中，"那些描述当代生物学研究的概念、哲学、术语和章程不能被应用于新发展的描述"[68]。这些新方法很重要，因为人们一直怀疑是否存在人类白血病病毒。1958年，诺贝尔奖得主、免疫学家麦克法兰·伯内特（MacFarlane Burnet）在总结白血病病因的研究结果时，将有关白血病病毒的讨论贬低为"实验室里的奇谈怪论"[69]。在后来备受关注的流行病学报告中质疑了白血病的病因，更加强调环境和遗传因素，如暴露于辐射下[70]。

根据贝克对管理理论的研究，他对美国国家肿瘤研究所的方案规划给出了具体的定义，试图弥合"基础研究"和"程序化研究"间的鸿沟。贝克强调，程序规划必须以"共同的程序要素"为基础，而这些要素又需要共同的概念和定义。贝克解释说，"程序、程序规划、编程等术语是用来描述工作绩效的机械术语。在行政或管理用语中，它们被用来描述许多活动的协调方法"。贝克阐述的方案规划是一个"广泛的概念和哲学方法"，"方案规划"是在科学成果未知的情况下设定的，并不是"要求或涉及……具体研究的工作细节，确定优先次序，选择行动方式，或加入一个时限"。方案规划最大的优点是，它提供了"一种规划研究工作的方法,该研究工作的目标和重点是得到最终的结果或产品"[71]。

为了完善这个规划,贝克引进了精通管理词汇的人员。他聘请了路易斯·卡雷塞(Louis Carrese),一位有经验的工业心理学家,也是国防部的合同系统分析师[72]。虽然癌症研究的管理者以前曾对研究进展做出乐观的预测,但卡雷塞强调,规划的主要目的是在规定的时间内取得成果。卡雷塞在给美国国家肿瘤研究所工作人员的信中解释说,"规划期限应该设定为一个合理可行的时间范围(5到10年),研究中的关键问题可以以一种可评估的方式来构建"。正如卡雷塞所强调的那样,这是探讨生物医学研究的方式,它提供了"行动的基础——而不是进一步的讨论"[73]。

绘制路线图

贝克和卡雷塞设想的管理程序特别强调了癌症研究的进展速度,认为它是一个重要的干预领域。在脊髓灰质炎疫苗的研发和化疗的影响下,他们不得不加快白血病疫苗的研发速度。将时间整合到研究过程中的方法源自系统分析法的一个变体——计划协调技术(Program Evaluation Review Technique, PERT)。虽然系统分析法为制定目标和起草相应的预算方案提供了框架,但不一定会涉及如何快速实现目标的问题。在贝克之前,也有人在系统规划中遇到过这个紧急问题。20世纪50年代后期,"北极星"导弹计划的成员为了进行潜射弹道导弹的撞击试验,提出了计划协调技术,来加速研究和开发过程。试验的成功使计划协调技术迅速成名[74]。计划协调技术在保证项目按计划进行的同时,还考虑到了新研发的不确定性[75]。该方法的倡导者认为,它能够在最短时间内实现那些未曾尝试的和非常规的新计划的目标[76]。贝克对它非常感兴趣,并委托法语国家的运筹学期刊对其进行翻译[77]。

随着贝克和卡雷塞对方案规划研究的深入,他们把所有的研究过程记录下来,为将癌症病毒作为管理对象提供了一个指标。1965年,他们的研究达到了顶峰,他们为规划生物医学研究提出了新技术,即"会聚技术"。贝克和卡雷塞采用计划协调技术规划过程:用图形表示研究途径。到20世纪中叶,生产过程中的图表、图形和其他视觉表现形式已经能很好地应用于管理实践了。这是企业管理中"看得见的手"的一个很好的例子[78]。事实上,在将抗生素筛选技术应用到化疗研究过程中时,这些方法就已经被使用了[79]。计划协调技术强调多途径的网络式发展,而不是单一途径的发展路线。计划协调技术的网络途径,可以罗列出完成项目所需的一切已知事件和任务,以及可能出现的意外事件。在创建一个已知和未知的事件或项目时,它能提供多种实现目标的方法,并确定每种方法所需的时间。事实上,计划协调技术提倡逆向思维,以目标为起点,摒弃已知内容,设计技术路线图而不是从已知事件到达目标[80]。

随着特殊病毒白血病项目的不断推进,时间期限成为规划过程中的特殊关注点。1961年中期,当贝克考虑扩展美国国家肿瘤研究所的癌症病毒研究时,画了一张阐述如何研制疫苗的图表。该图列出了确定病毒与白血病的关系及疫苗研发所要采取的一系列措施。然而,贝克只知道研制疫苗这一种解决方法[81]。在计划图解中,人们很快就能看出计划协调技术对时间的强调。乍一看,它是一张平淡无奇的图表,仅仅比较了白血病疫苗的研发过程及其他与人类病毒性疾病和动物癌症相关的病毒疫苗的研发过程。在看似中庸的描述之下,隐藏着关于时间和发展关系的强有力的辩论。这张图与之前的图表不同。之前的图表只显示了研发白血病疫苗的一系列特殊步骤，而这张图则罗列出了研发病毒疫苗的8个步骤，从获取材料到病毒鉴定和疫苗的工业生产。此外，每个病毒的进展图上都标有病毒的研究时间。

在小鼠体内发现白血病病毒之后，15年来研究人员一直在研制白血病疫苗，脊髓灰质炎疫苗的研发用了58年，而麻疹疫苗的研发只用了34年。对人类白血病病毒的研究还停留在"检测"和"鉴定"阶段（使用这些术语本身就是一个乐观的断言）。然而，最诱人的是人类白血病病毒的预期发现[82]。与现代化理论提出的经济发展的普遍阶段相类似，这种代表性的观点对于规划人员和管理人员的影响在于它断言疫苗开发的过程是一致的，并且可能在适当的干预下加速[83]。

贝克的想法最终形成了"会聚技术"，一种为生物医学量身定做的管理方法。正如贝克和卡雷塞所理解的那样，规划生物医学研究面临着两个挑战。在工业生产中，人们可以直接制定时间表，但与工业生产相比，生物医学研究相对较难预测。此外，生物医学概念似乎与系统分析法所支持的量化概念互相抵触。贝克与卡雷塞的技术和会聚图，围绕这些困难制定了一套新的规划概念，即流程图。例如，在研发人类癌症疫苗时，整体的研究成果或资源开发都遵循一套"流程"。然而，每个阶段都有特定的"战略性实验"，每个实验结果都对应着不同的实验步骤。人们通过会聚图对信息、资源和研究流程图的水平比较和跟踪，为假定的规划进行图形总结。研究计划将研究过程描述为一个各项实验同时进行的过程，在这个计划中，单独实验结果的缺失并不一定会影响其他部分的结果。所有的活动汇总在一起，最终代表了美国国家肿瘤研究所规划人员所设计的研究结果[84]。

ACTIVITY	LEUKEMIA/LYMPHOMA							POLIO	MEASLES
	AVIAN	MURINE	FELINE	CANINE	BOVINE	AMPHIB.	MAN	MAN	MAN
ACQUISITION OF MATERIALS									
DETECTION									
ISOLATION									
REPLICATION									
IDENTIFICATION									
CHARACTERIZATION									
INDUSTRIAL REPLICATION									
CONTROL									

	AVIAN	MURINE	FELINE	CANINE	BOVINE	AMPHIB.	MAN	MAN
ANIMAL:	AVIAN	MURINE	FELINE	CANINE	BOVINE	AMPHIB.	MAN	MAN
YEARS:	57	15	4	1	6	1	9 3	58 34
NO. "VIRUSES":	3	16	1	-	-	1	-	3 1
DISEASE CONTROL:	None	Vaccine Genetic Therapy Fomite	None	None	Sacrifice	None	Therapy	Vaccines

图5.2，关于未来研究的设想。这张图表来自1967年有关特殊病毒白血病项目进展的报告，展示了将人类白血病病毒作为管理对象的思路——强调了时间、物种间的比较以及从病毒鉴定到获得疫苗的统一步骤。

会聚技术使特殊病毒白血病项目转移了目前人们对人类癌症病毒存在的不确定性的注意力，从而使他们对未来疫苗的研发过程充满了信心。正如卡雷塞在电台采访中所解释的那样，"会聚"一词表达了这样一种思想，即"研究规划是为了使各阶段的步骤和结果着眼于总目标"[85]。与计划协调技术类似，会聚技术以总目标为起点，进行实验反推，而不是关注当前的能力。会聚技术为管理人员提供了"监视"和"决策"点，他们可以通过这些点决定是否需要进一步调查，而不是在实验室里等待灵感闪现。每个流程图的线性数列表示事件的合理顺序，但事件并不是一定要按照这个顺序发生。该技术允许管理人员在发现人类癌症病毒之前，为重要材料的筹备或大规模生产基础设施预留时间[86]。它的组织逻辑为不同的部门或单位进行了分工，并且为项目的整体管理者提供了一套认知工具，允许他们同时考虑许多与生物医学研究相关的复杂关系[87]。

　　会聚技术包含了美国国家肿瘤研究所针对疫苗研发所采取的一系列行动，从机构设置到实验设计。贝克坚信"基础研究"和"应用研究"之间的关系此前被误导了。这项技术将所有形式的科学研究视为一个"连续体"，每个项目都需要进行全方位的研究。贝克认为，他对规划理论的强调，弥补了生物医学研究缺乏规划的缺陷。他希望会聚技术能填补这一空白。学术型科学家只接受"战术研究训练"，他们的研究项目可能缺乏"战略性意义"。特殊病毒白血病项目在实验室科学和治愈疾病之间架起了一座桥梁。贝克期望，会聚技术在这两者之间产生"最大的效用"[88]。在1964年美国国家肿瘤研究所的预算中，贝克和恩迪科特提出了一项以该技术为基础的耗资3000万美元的癌症病毒研究项目[89]。

　　虽然会聚技术侧重于未来，但其最初的应用目的是解决当前的问题，特别是美国国家肿瘤研究所领导层在国会癌症疫苗研究拨款过程中遇到的困难。恩迪科特在向国会提交特殊病毒白血病项目的纲要时，以脊髓灰质炎和国防研究为例，说明了管理方法在加快研究速度中的重要性，"在资金充裕和科研人员合格的情况下，解决问题的方法可能会被找到"。根据恩迪科特的说法，脊髓灰质炎疫苗的研发工作在刚开始就收集资源，拥有为灵长类动物病毒进行分型的资金，在分型之后完善病毒组织培养系统，从而促使了疫苗的快速研发。虽然还没有发现人类癌症病毒，但恩迪科特认为，脊髓灰质炎研究也曾碰到过类似的情况。他还提到了发展阶段的概念，坚持认为目前白血病病毒研究所面临的挑战与20年前研发脊髓灰质炎疫苗面临的挑战相差无几[90]。

　　许多情况下，美国国家肿瘤研究所的国会盟友会在这些发言后提高研究所的预算要求。1958年，他们大力资助了疫苗研究。然而，在1964年初,恩迪科特向众议院提出特殊病毒白血病项目申请时,并没有被通过。但他没有放弃,而是利用公众对白血病病毒的预期及它的危险性,使用迂回战术,最终从参议院获得一笔特殊拨款,启动了特殊病毒白血病项目[91]。这条路上充满了危险,抗癌承诺是有争议的,大多数癌症研究人员担心,当公众的期望落空时,公众会出现强烈的抵制情绪。然而这一次,恩迪科特的组织机构似乎能够满足这些期望。

第二年,恩迪科特需要向国会证明特殊病毒白血病项目的预算是合理的。他改变了陈述的方式,表明一个可控的未来对癌症疫苗研究的重要性。他承诺,国家肿瘤研究所将部署一个加速研发白血病疫苗的组织系统。国会不能拖延这项工作:

"我们认为,上述研究领域的发展重要而又迫切,我们现在必须尽一切努力向前推进……我们不能等到全面了解癌症本质后……我们已经学会了利用机制来规划方法……我们焦急地等待着人类病毒研究领域的发展,这将表明至少有一种人类癌症是由病毒引起的。我们的组织正在为这种发展做准备,因为我们知道,一旦研究取得进展,我们必须尽快利用起来[92]。"

与去年不同,今年他成功了。恩迪科特不仅对预防癌症做出了承诺,而且在呼吁立法者关注加快疫苗研发所需的资源和组织的同时,巧妙地阻止了关于人类白血病病毒起因的辩论。现在需要迅速采取行动获得突破的问题不再是确定白血病的病因是不是病毒,而是如何加快疫苗研发。

新闻报道对这种新式的癌症病毒研究反应强烈。正如《生活》杂志所报道的那样,"很早以前,该计划就要求开始制定技术参数、设计仪器、建造实验室、培训研究人员、饲养动物,以确保所有的系统像肯尼迪角的倒计时一样正常运行"[93]。诸如《白血病即将治愈》《治愈白血病的希望》《"病毒的阶梯:大型白血病项目的推进》的报道表明,恩迪科特成功地将该项目定义为对紧急事件的回应,而不是控制癌症的长期探索[94]。《巴尔的摩太阳报》刊登了对特殊病毒白血病项目协调员弗兰克·劳舍尔(Frank Rauscher)的采访,标题是"白血病的治疗:科学家预测疫苗将在5—7年内出现"[95]。美国国家肿瘤研究所后来的主任劳舍尔解释说,"在设计任何针对生物问题的实验时,我们总是要面对这样一个问题:不仅需要设计实验,还需要提供完成实验所需的材料"。他承认尽管一开始对方案规划持怀疑态度,但会聚图使他意识到,首先应该准备实验材料,以免由于事先准备不到位,而使重要的实验"等待数月,甚至数年"[96]。

当他们从美国国家肿瘤研究所的会议厅中走出来,开始公开讨论癌症时,特殊病毒白血病项目提出的管理方法,尤其是图表——作为系统思考的标志,它将没有癌症的未来变成现实[97]。贝克知道该方法的公关价值,他回忆说,会聚技术的图表为美国国家肿瘤研究所在向国会申请拨款时提供了有力的证据[98]。特殊病毒白血病项目图表的变体在公共关系材料中被复制了,并在《生活》杂志上重印,这些图表甚至出现在尼克松总统的文件上。几代人后,它们仍然是美国国家肿瘤研究所关于生物医学研究未来的新方法中最浓墨重彩的一笔。当时,人类癌症病毒的存在和美国国家肿瘤研究所生产疫苗的能力都受到了质疑,而这些图表成了人类癌症病毒是存在的的有力证明。自此,持久的处理程式取代了模糊的实验室结果。

未来的目标和现实的动力

并不只有特殊病毒白血病项目唤起了公众对治愈癌症的希望,但与其他项目不同的是,它不仅仅在言语方面做出了承诺。它的规划方法对癌症病毒研究的实践方面和政治方面都产生了巨大的影响。从政治和行政表现来看,特殊病毒白血病项目的实施将活动家、研究人员和管理人员的控制权进行调整,并对生物医学研究的基础设施进行调配,而这本来是不可能的。

1964年,在贝克和卡雷塞的特殊病毒白血病项目的规划即将完成时,出现了一篇评论美国国家卫生研究院整体管理能力的报道。这份由伍尔德里奇(Wooldridge)做的报告对美国国家卫生研究院用于管理生物医学研究的同行评议部门提出了尖锐的指责。报告最后总结道:"无论美国国家卫生研究院多么希望由实验室的科学家的独立判断来引导基础科学领域的发展,但由于每个项目的规模不同,它现在面临着一系列特别的政策问题。[99]"

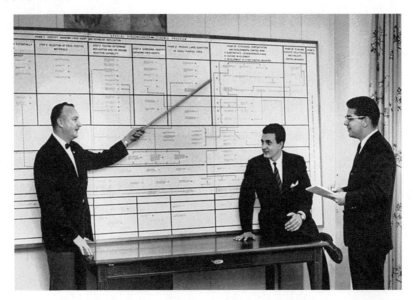

图5.3· 在20世纪60年代后期,会聚技术成为美国国家肿瘤研究所研究人类癌症病毒的主要方法。图上的卡尔·贝克、路易斯·卡雷塞和弗兰克·劳舍尔(从左至右),在抗癌战争中发挥了重要作用。图片来自美国国家肿瘤研究所,副本由弗兰克·劳舍尔三世提供。

伍尔德里奇对美国国家肿瘤研究所提出了严厉的指责。他对美国国家肿瘤研究所癌症化疗国家服务中心的组织机构提出质疑,并质问将癌症置于其他疾病之上是否明智。报告指出,目前尚不清楚美国国家肿瘤研究所是否有能力管理大规模的研究以及如何将这种方法的结果与传统的方法进行比较[100]。报告虽然没有立即否认美国国家卫生研究院有能力管理更大的研究项目,但强调了用科学的方法进行管理的重要性。如果没有一个能将"科学能力和行政能力进行特殊结合"的"专职的项目管理团队",那么大规模工作固有的"低效率"将降低研究人员的生产率,使其低于"传统的科学标准"[101]。伍尔德里奇的报告引起了美国国家卫生研究院的恐慌。为了反驳报告中的指责,美国国家卫生研究院院长需要提供证据来证明,该机构具有大规模规划的能力[102]。

在贝克看来,伍尔德里奇的报告为他在生物医学研究管理方法的推广方面大展拳脚提供了一个理想的机会。贝克代表美国国家肿瘤研究所做了详细的答复,指出目前他已经在设计规划方法,特别是通过合同赋予管理人员协调研究的权力,并将"科学、医学和行政方面的人才集合起来,进行有效的组织安排"。经过审查,贝克认为,特殊病毒白血病项目代表了"一种规划方法……应该被引入生物医学研究"。这是必须的,因为美国国家卫生研究院进入了"大预算时代"[103]。恩迪科特在与美国国家卫生研究院领导层的会谈中指出,美国国家肿瘤研究所的规划工作,特别是特殊病毒白血病项目,为美国国家卫生研究院管理生物医学研究提供了一个"样板"[104]。恩迪科特写道,"没有任何一名研究人员、任何一个机构,能够在'集中'精力取得成果的同时,开展利用新知识和新技术的研究项目"[105]。

美国国家肿瘤研究所向伍尔德里奇解释道，特殊病毒白血病项目不仅要确定病毒是不是人类癌症的病因，还要"尽快采取措施预防和控制这种疾病"。在这个目标上，合同管理程序为学术型科学家分担了后勤工作——他们没有能力处理"成千上万的实验动物"、制造大量的病毒，或者购买不能安置在校园里的特别大的设备。这些不仅超出了学术型科学家的能力范围，而且很少有学者愿意完成这些"日常"却又至关重要的任务[106]。

伍尔德里奇报告里对同行评议制度的指责引起了关于研究经费分配方式的一场旷日持久的争议，即采用拨款方式还是合同方式。同行评议制度中的拨款制度确保联邦政府为癌症研究提供越来越多的资助，这些资源的流动符合现有癌症研究团体的利益，不能被取代。然而，特殊病毒白血病项目利用大规模的合同招募研究人员来解决管理层所认为的重要问题。与拨款方式不同的是，这些合同很少得到美国国家卫生研究院研究部门或国家癌症咨询委员会的同行评议人的认可，其成员主要包括医生、学术型科学家和其他遵从科学自主理念的领导人。根据合同，研究的权力被转移给了美国国家肿瘤研究所的领导层。在恩迪科特控制其他的癌症研究领域的过程中，贝克的方案规划起到了很大的作用[107]。1965年，卡雷塞和贝克以特殊病毒白血病项目的合同规划为模板，对癌症化疗国家服务中心进行了大规模的重组[108]。1966年，新成立的乳腺癌工作组绘制了自己的会聚图，并在化学致癌检测和肿瘤免疫学方面开展了类似的项目[109]。

贝克和恩迪科特对此很满意，但他们的盟友——美国癌症协会却对此颇为不满。虽然美国癌症协会愿意积极争取联邦政府对癌症研究的拨款，但它仍然是一个医生组织，不喜欢被政府干预。此外，到20世纪60年代初,玛丽已经成功地在同行评议体系和国家癌症咨询委员会内部招募到了自己的盟友,这两个组织此前都坚定地反对生物医学协议。合同方式削弱了美国癌症协会对联邦政府制定癌症政策的影响,美国癌症协会强烈质疑美国国家卫生研究院在没有获得国家癌症咨询委员会批准的情况下管理资金的合法性[110]。特殊病毒白血病项目的管理经验在解决美国国家肿瘤研究所与美国癌症协会的官僚冲突中,发挥了决定性作用。伍尔德里奇的报告使恩迪科特相信,美国国家肿瘤研究所对化疗研究合同的管理需要"高级推销术"来保驾护航[111]。面对来自美国癌症协会的质疑,恩迪科特将为美国国家肿瘤研究所的管理进行争辩的依据整理成一份辩护状,支持合同制和由美国国家肿瘤研究所的领导层来决定生物医学研究的方向[112]。

为了解决该纠纷,国防分析研究所主任主持并成立了委员会,该委员会在裁决合同监督的法定问题上维护美国国家肿瘤研究所的正当性,这引起了人们对同行评议整体可信度的怀疑。委员会对美国国家卫生研究院的优先安排表示惋惜。这为"许多具有项目管理技术能力的工作人员在其专业团体的激励下,将投身于个人研究,而不是'浪费'在管理事务上"奠定了基础[113]。发展行政能力是至关重要的,"因为生物医学研究将会产生越来越多的成果,有望保护人类健康、延长人类寿命,但在带来效益之前,还需要大规模的定向研究或研发"。报告强调美国国家卫生研究院应该采用"新的组织方法和程序",而不是把重点放在同行评议制度上。它特别肯定了美国国家肿瘤研究所在培养管理干部方面所取得的成果,并敦促美国国家卫生研究院的其他部门通过寻找"一流的管理人才"的方式来效仿美国国家肿瘤研究所在化疗和疫苗接种项目中建立的模型[114]。

癌症研究是冷战时期的科学

在首次呼吁研制癌症疫苗10年后,癌症病毒这种认知已经牢牢地嵌在美国国家肿瘤研究所的管理文化及学术型科学家的实验室中。美国国家肿瘤研究所的管理人员在没有得到学术研究批准的情况下,思考和讨论癌症病毒。这为他们提供了行动的概念工具。这种运作模式要求不同的管理风格,为生物医学研究者创造了不同形式的科学生活。美国国家肿瘤研究所的行政管理是合法的,而生物学家的性格是自由独立的,他们认为自己的研究与治疗癌症的先进方法无关,于是二者之间产生了冲突。事实上,当贝克在填写科学管理人员必备技能的调查问卷时,他选择了"管理技术知识"(调查问卷中的一个选项),然后加上了"乐观的态度和坚定的使命感"[115]。由于人类癌症病毒可能存在于病毒研究者所使用的实验室和流行病学标准的边缘,在生物医学研究的飞速发展时期,管理条款成为干预的组成部分,而贝克和其他管理人员则坚定地执行着管理条款[116]。

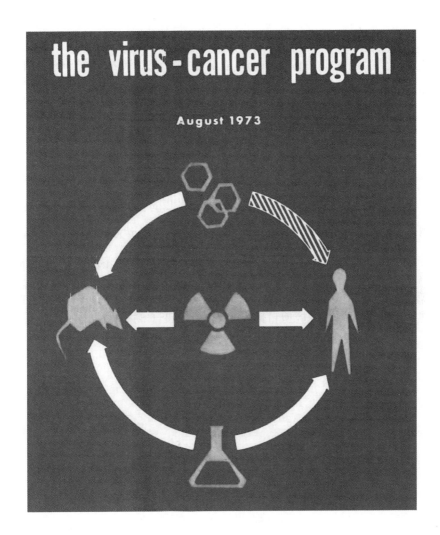

图5.4·20世纪70年代的病毒癌症项目保留着特殊病毒白血病项目的标志,旨在强调人类癌症病毒发现的重要性。它的设计者解释说,中间的三种致癌因素(以烧瓶为代表的化学物质、辐射和病毒)都与动物有关。针对特定人类病毒的疫苗可能可以预防大多数人的白血病。病毒的攻击对象和特殊病毒白血病项目的目标由阴影箭头表示。图片由美国国家卫生研究院历史系提供。

特殊病毒白血病项目涉及分子生物学、生态学、遗传学和其他学科。这反映出生物医学在整个冷战时期都在应对大科学问题[117]。美国国家肿瘤研究所还没有明确提出抗癌战争，但冷战模式早在20世纪60年代末就已经渗透到抗癌方法中了。从这个意义上来讲，特殊病毒白血病项目关于癌症病毒的讨论，与系统规划者和核战略家在同一时期创造的"封闭世界"是一致的。它用管理语言所描述的技术和场景代替实际的事件和结果，所有这些规划、语言和技术实践的目的是创建一个可以预测任何可能发生的事件的方法[118]。会聚技术重建了人类癌症病毒研究，后者为未来研究提供了稳定的基础。白血病的死亡率不断上升，而且可能是一种新的流行病的征兆。这给疫苗的研发带来了紧迫性。这个封闭世界为特殊病毒白血病项目提供了动力，改变了癌症病毒学的社会和物质基础，发展了新兴分子生物学领域[119]。

第六章

癌症病毒研究的管理对象和基础设施

和平时期，政府资助的生物医学"大科学"研究以特殊病毒白血病项目为开端。虽然在第二次世界大战期间，很多医生和生物学家参与了癌症研究，而且在化疗项目的鼓励下，联邦政府也资助了临床试验，但是特殊病毒白血病项目却是在单一机构的指挥下进行的，为生物学的癌症研究引入了大量资源。美国国家肿瘤研究所在面对美国癌症协会的质疑时，成功地捍卫了自己的权利，并且特殊病毒白血病项目的管理者们终于摆脱了生物医学研究者的控制，可以自由地资助癌症病毒研究项目。美国国家肿瘤研究所主任恩迪科特曾在国会上发表证词强调，该项目的研究重点不是质疑人类癌症病毒的存在，而是什么时候能发现癌症病毒。特殊病毒白血病项目的立项依据源自这一假设，即"在这么多的癌症中，至少有一种癌症是由病毒引起的"[1]。这种假设促使联邦政府的癌症病毒研究范围不再受生物医学研究界的控制，后者痛斥该计划中存在有问题的"基础知识"[2]。

然而，这些反对言论并没有影响特殊病毒白血病项目的人员对癌症病毒的研究热情。慈善组织，尤其是美国癌症协会，依然资助着癌症病毒研究，但这些组织往往专注于实验室研究，每年提供的资金通常不到35万美元（2017年美元）[3]。相比之下，美国国家肿瘤研究所为特殊病毒白血病项目和其他类似项目提供的资金超过了65亿美元（2017美元），20世纪70年代后期，该研究所为簿性癌瘤方案提供的年度支出高达7亿美元（2017年美元）。1971年抗癌战争之初，特殊病毒白血病项目的研究经费占美国国家肿瘤研究所总预算的10%[4]。该项目获得了大量的资助，使其系统规划法得以重塑癌症病毒学领域，美国国家肿瘤研究所曾用该方法回应了国会的质疑。该机构后来还进行了病毒癌症项目，在抗癌战争中，该项目将癌症研究作为一个整体来管理，由于没有取得理想的研究结果，所以成了大众争议的核心[5]。

由于特殊病毒白血病项目和后续类似的项目把人类癌症病毒当作管理对象而不是科学研究对象，因此人们对这些项目的看法存在争议。特殊病毒白血病项目的领导层认为他们不仅对癌症病毒进行了研究，而且加速了人类癌症病毒的发现。迄今为止，10年前癌症病毒学面临的问题依然存在——尚未发现人类癌症病毒，然而将人类癌症病毒作为管理对象而非实验室研究对象却解决了这个问题，并促使联邦政府在达成科学共识之前采取行动。将癌症病毒作为管理对象不仅仅是华盛顿内部政治角力的棋子，该项目还提出了癌症病毒研究的新方法，强调生物医学基础设施的重要性。

特殊病毒白血病项目将癌症病毒的研究过程看作一个整体的过程（它将酶、科学家、组织样本和仪器联合了起来），而此前它从未这样做过。在基础设施的构建过程中，癌症病毒又成了科研对象。这意味着，本体论的科学研究（本体论的本质）与认识论（我们如何认识本体论的过程）之间的关系，要比许多科学发现所假定的更紧密[6]。对于特殊病毒白血病项目而言，研究对象，比如病毒，并不是等着被发现；相反，它们是材料和实践系统的中心，是我们计划要发现的目标。人类癌症病毒的发现与特殊病毒白血病项目的社会和物质发展程度密切相关。

本章通过分析20世纪60年代末特殊病毒白血病项目中的三个项目，强调如何通过癌症病毒的管理方式来探索那些社会条件或物质条件不允许的问题。前两个例子阐述了同行评议不支持的项目（美国白血病病毒的研究建设及海外癌症病毒的研究项目）是如何得到特殊病毒白血病项目资助的。第三个例子较为复杂（病毒致癌基因理论的发展和特殊病毒白血病项目对分子生物学的支持），当该项目未能实现研究目标时，科学家们提出了致癌基因理论。这表明，在20世纪70年代兴起的癌症分子研究中，管理思维的出现并不是偶然的，而是必然的。

创造"新型产业"

特殊病毒白血病项目成功地使医疗和生物专业人员脱离了在联邦癌症研究中的限制。项目管理者向医生和生物学家寻求建议，并积极遵循他们的意见。与同行评议不同，他们并不局限于某个小组的意见。这种独立性使其可以插手更多领域的管理，并形成了生物医学研究的新团体。贝克强调了特殊病毒白血病项目管理的重要性。他认为，将病毒视为管理对象可以使研究人员具备找到癌症病毒的能力。

贝克认为，只有通过"大规模"的搜索才能发现人类癌症病毒和其他致癌物。学术型科学家认为这种筛选工作仅仅是"收集数据"，太过"平庸"，不值得资助。但美国国家肿瘤研究所认为，通过"庞大复杂"的后勤工作，"长期提供大量实验动物"，能够获得有统计学意义的数据。贝克总结说，这些工作是不可能在"个别研究人员的实验室"里进行的。特殊病毒白血病项目不仅具备速度优势，而且它能使研究人员发现个别实验室遗漏的现象，是集"复杂性、综合性、系统性"于一体的工作[7]。

恩迪科特曾在化疗项目中使用过这种方法，他认为签订合同是美国国家肿瘤研究所运作的新方法。对于一些学术研究人员不愿参与的项目，美国国家肿瘤研究所制定了一套新的研究制度。在新制度中，私营企业会和政府签订"定向任务"，并相互协调工作。恩迪科特在向国会举证时解释道，"美国国家肿瘤研究所正在努力发展……的新型产业，它

可以完成我们需要的技术工作"。恩迪科特解释说,国防部"很久以前就
达到了这个规模……在全国范围内发展了一系列咨询实验室"[8]。他在
一次采访中,谈到了自己的抱负:"我们将打造且必须打造一些产业,因
为我们需要它们[9]。"

特殊病毒白血病项目的领导层签订的合同反映出其尽快建造这个
新基础设施的决心。例如,第一年,他们在8个月内签订了48份合同,耗
资990万美元,在经费相同的情况下,使用合同方式的支出速度远超过拨
款方式。特殊病毒白血病项目的领导层严格按照计划流程,他们所签订
的合同都是在解决癌症病毒研究中所遇到的后勤问题。其中一些费用高
的合同,内容是通过国防相关承包商和全国各地的农业学校为白血病研
究创建动物模型。他们与弗吉尼亚州福尔斯彻奇的仿生学研究实验室
(Bionetics Research Labs in Falls Church)签订了853033美元的合同,目的
是筛查不同的灵长类动物对人类白血病病毒的易感性;与加州大学兽医
学院和宾夕法尼亚大学签订了约47万美元的合同,目的是在专门建造的
隔离设施中测试牛白血病的遗传性;与其他农业和医学院签订了数额巨
大的合同,目的是开发研究猫狗白血病传播的系统。动物资源开发的另
一种方法是培育无菌小鼠、仓鼠和鹌鹑,为后续实验做准备,他们与佛罗
里达州坦帕市的无菌产品公司(Germfree Products Inc)签订了720335.10
美元的合同[10]。

另一份合同旨在解决癌症病毒学研究中所需材料的供应问题。国
防承包商梅尔帕公司获得了244380美元,用于生产3473毫升纯化的小
鼠白血病病毒,从而使对研究白血病病毒有兴趣的实验室免于承担维护
自己培育小鼠的实验所带来的压力。除动物试验外,特殊病毒白血病
项目的领导层还有其他的研究手段。其与贝勒大学签订了328399美元

的合同,让它们的研究人员通过电子显微镜和其他方法来观察白血病患儿血液中的病毒,这些血液样本来自得克萨斯儿童医院血液服务中心(Children's Hospital Hematology Service)。特殊病毒白血病项目的领导层相信,他们即将鉴定出人类白血病病毒。其与陶氏化学公司(Dow Chemical Corporation)签订了当时数额最大的合同——价值98.9万美元,让它设计"最先进"的白血病病毒研究实验室,其中包括最新的生物危害防控措施[11]。第二年,美国国家卫生研究院在贝塞斯达校区的41号实验大楼开始动工。该实验大楼并没有采用"传统的实验室设计"。它拥有可重新配置的防护模块,以适应人类癌症病毒研究未来的发展[12]。

同样的管理逻辑也适用于更大的基础设施。1969年,尼克松总统签署了《禁止生物武器公约》(*Biological Warfare Convention*),该公约要求美国禁止将任何微生物制剂应用于战争中。位于马里兰州弗雷德里克的德特里克堡,曾是美军研究生物战的中心——虽然表面上是为了防御,但防御和攻击之间的界限是很模糊的。这是个"铸剑为犁"的例子,对尼克松来讲,这样既能推行美国对苏联的缓和性外交政策,又能将他定位为抗癌斗士。尼克松宣布,德特里克堡将在1971年的夏天改建为癌症研究中心。这打响了抗癌战争的第一枪。德特里克堡得以研究生物战的特点(处理传染性病毒和细菌的能力、建立培养病毒的大型设施以及实验动物品系)正好适用于研究癌症病毒。美国国家肿瘤研究所的一份报道称,"预计还会发现更多未知的、有潜在危险性的人类肿瘤病毒",因此非常有必要采取"一切可能的预防措施"来保护实验室的工作人员[13]。在贝克的指引下,美国国家肿瘤研究所让国防承包公司利顿生物技术(Litton Bionetics)来负责大型生物医学研究设施的后勤工作,并由利顿的科学家和美国国家肿瘤研究所的工作人员进行项目监督，他们很快就发现美国国家肿瘤研究所总部的研究空间过于拥挤[14]。
20世纪70年代末，美国国家肿瘤研究所每年与德特里克堡的弗雷德里克癌症研究中心（Frederick Cancer Research Facility）签订高达2500万美元的合同。后者的实验室里约有200名研究人员、600名科技人员[15]。

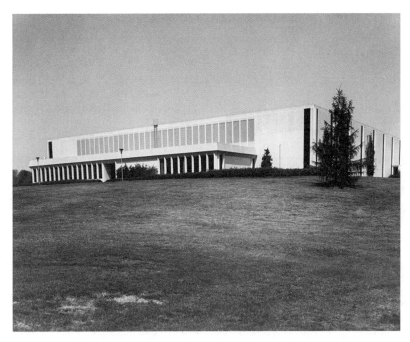

图6.1，美国国家卫生研究院在马里兰州贝塞斯达的41号大楼于1970年竣工，耗资近1000万美元，里面的实验室空间配置灵活，可以进行人类癌症病毒等生物危害性研究。图片由美国国家卫生研究院历史办公室提供。

在全球范围内搜寻癌症病毒

特殊病毒白血病项目的领导层不仅认真地为病毒研究实验室筹备基础设施，还试图在"大自然"中找出能引起癌症的病毒[16]。对于特殊病毒白血病项目来说，这些研究是通过自然实验来证明病毒可能引发人类癌症的（如比较健康人群和患者的免疫水平）。该发现有望解决癌症病毒研究的一个主要难题，即癌症病毒无法在健康人群中诱发疾病来实现科赫法则[17]。该工作最初只收集国内白血病患者的血液和组织样本，如前言中提到的伊利诺伊州奈尔斯的白血病样本，但很快，这项工作的样本收集范围就扩大了。特殊病毒白血病项目的领导层与亚特兰大疾病控制中心取得了联系，调查和收集"特殊流行病或遗传病"的组织，并与全国各地的医院保持联系[18]。

20世纪60年代中期，北美并没有多少这样的病例，而在撒哈拉沙漠以南的非洲却有很多：1958年，爱尔兰传教士外科医生丹尼斯·伯基特（Denis Burkitt）发现了一种罕见的淋巴瘤。它的地理分布与黄热病等以蚊子为传播媒介的病毒性疾病相似[19]。1964年，迈克尔·爱泼斯坦（Michael Epstein）和伊冯娜·巴尔（Yvonne Barr，伦敦米德尔塞克斯医院的电子显微镜专家和病理学家）宣布，他们在伯基特淋巴瘤（Burkitt lymphoma）患者的病理组织中观察到了"人类疱疹病毒4型"（Epstein–Barr Virus，EBV），该发现引起了轰动[20]，有望推动白血病病毒的研究。考虑到美国和乌干达地区（伯基特淋巴瘤最早被发现的地方）白血病和淋巴瘤的发病率呈镜像分布，一些流行病学家推测，伯基特淋巴瘤可能是白血病的一种[21]。因此，了解它的病因将会直接推动特殊病毒白血病项目寻找白血病病毒任务的完成。

然而，美国的病毒学家和癌症研究人员并不支持开展大规模的流行病学现场调查，而这些现场调查的目的是证明人类疱疹病毒4型和伯基特淋巴瘤之间的联系。美国肿瘤病毒学院的院长劳斯写信给洛克菲勒大学的同事（这位同事希望调查非洲和南美的伯基特淋巴瘤案例），并表达了自己的看法，"去热带地区进行实地考察工作，本质上属于医疗生态学家的领域，而不是实验观察者的工作，这个想法令人不安。你不可能解决与淋巴瘤病因相关的重要问题，而只是围绕一些微不足道的小问题"[22]。

特殊病毒白血病项目的组织结构能够克服这种学术研究的无趣。面对癌症病毒研究人员的质疑，美国国家肿瘤研究所和特殊病毒白血病项目通过合同来调动研究的积极性，否则这项研究工作将无法开展。该项研究以癌症化疗国家服务中心对伯基特淋巴瘤的治疗兴趣为基础，20世纪50年代，为了尽快筛选出大量的治疗药物，癌症化疗国家服务中心与全世界各国（包括印度、日本、波兰、埃及和匈牙利）签署了检测和收集潜在化疗药物的合同。法律禁止美国国家肿瘤研究所为国外研究人员提供资助，但在合同资金使用方面却没有类似的限制[23]。

化疗研究人员发现，乌干达等新近独立的非洲国家治疗癌症的手段并"不发达"。这为临床试验提供了有利条件[24]。20世纪中期，治疗实体瘤的主要方法是放疗和手术。即使在北美和欧洲，患者也很少获得这两种形式的治疗。后来，伯基特并没有研究该病的病因，而是致力于对该病的治疗——他选择通过化疗法来治疗淋巴瘤——因为那时的东非缺乏能进行放疗的设施和训练有素的外科医生，只能使用化疗。化疗方法治疗实体肿瘤的疗效还未被证实过，所以是一种独立的治疗方法,而不是对英国现有的治疗实体肿瘤的方法的补充。幸运的是,伯基特测试的一些化学药物确实对他收治的患儿的病情产生了显著的缓解作用[25]。

癌症化疗国家服务中心认为,乌干达是测试新化疗药物的实验室。1967年,它与坎帕拉的马凯雷雷大学(Makerere University)签署了一份合同,要建立淋巴瘤治疗中心[26]。该中心有大量的伯基特淋巴瘤患者,可以请他们做新化疗药物的临床试验者[27]。从1967年到1976年,治疗中心除提供免费的实验性化疗药物外,所有支出均由合同负担[28]。其目的是获得“与美国的癌症治疗有直接关系”的数据资料。因为乌干达医务人员数量的快速增长(已增至40人),使得项目进展很快,与美国临床试验人员相比,乌干达医务人员的工资更低[29]。

与此同时,特殊病毒白血病项目试图突破人类疱疹病毒4型和伯基特淋巴瘤之间关系的瓶颈。由于伯基特淋巴瘤病例较为罕见,病理材料的缺乏造成了严重问题。在早期研究中,肯尼亚患者的96份血清样本中有38份样本量太少,导致研究人员无法对所有样品进行抗原和DNA片段的检测[30]。美国国家肿瘤研究所通过淋巴瘤治疗中心,为美国和欧洲的研究人员提供了源源不断的组织和血液样本。完成这项工作需要当地有冷冻血清库,“从非洲的伯基特淋巴瘤患者身上收集血清……快速冷冻,然后用干冰包裹起来航空运输到美国实验室”[31]。人体组织采购计划(Human Tissue Procurement Program)也是特殊病毒白血病项目的一部分,特殊病毒白血病项目的领导层与坎帕拉的马凯雷雷大学、加纳阿克拉科尔布医院和尼日利亚的伊巴丹大学(University of Ibadan)签订了关于伯基特淋巴瘤样本的合同,这些样本由位于弗吉尼亚州的国防承包商梅尔帕公司负责加工处理和分发[32]。

　　为了进一步收集人类疱疹病毒4型与伯基特淋巴瘤的信息，特殊病毒白血病项目在1968年组织美国病毒学家召开了一个会议，打算与国际癌症研究机构（International Agency for Research on Cancer）合作，大规模调查东非居民血液中人类疱疹病毒4型的感染情况[33]。国际癌症研究机构的主席约翰·希金森（John Higginson）非常支持这项调查，认为它是进行大规模生物医学研究的新楷模。他认为对癌症和其他退行性疾病发病机制的大规模研究是"在国际层面上，对几个不同人种进行多学科调查的重要机会"。希金森解释道，"疾病没有国界"，公共卫生官员、流行病学家和实验室工作人员在传统上是分开的，但是对癌症等疾病的研究要求他们相互合作。公共卫生官员、病毒学家、流行病学家间的相互合作在对伯基特淋巴瘤的研究中发挥了重要作用，这是一个"环境生物学"的例子，通过长期观察，环境生物学能将实验室和致癌研究领域结合起来。"许多研究人员不愿参加这种研究，但对于合理控制程序来讲，这是不可或缺的。"[34]

　　特殊病毒白血病项目的领导层认为要发展一种能力，即"在自然生态中实地研究人类病毒的能力，并扩大相关实验室研究的能力"。这种能力的获得需要大量的"资金投入"进行"大量的试验"，并且需要大量的数据记录，还要将实验室数据与流行病学观察结果联系起来[35]。由于伯基特淋巴瘤较为罕见，只有调查成千上万的人才能揭示病毒和它的联系——这个样本量大大超过了医生当时治疗的那几十名患者的样本量[36]。国际癌症研究机构要求与特殊病毒白血病项目签订合同作为其主承包商，再与和世界卫生组织相联系的卫生机构签订分包合同，将该项目扩展到世界各地[37]。在收到这个诉求后，1969年1月，特殊病毒白血病项目的项目主席们一致决定，与国际癌症研究机构签订35万美元的合同以进行该项研究[38]。专家们不情愿地说，"由于无法按照科赫法则在人类身上做试验，因此只有结合流行病学和病毒学的专业知识才能获得关于病因学的最直接证据"。1970年中期，特殊病毒白血病项目的领导层又与国际癌症研究机构签订了一份全面的调查合同[39]。

人类疱疹病毒4型的大规模研究工作造就了一批新的专家群体，他们接受过鉴定病毒感染的技术培训。1965年，费城儿童医院的病毒学家沃纳（Werner）和格特鲁德·亨利（Gertrude Henle），首创了免疫荧光抗体试验，并用它来检测人类疱疹病毒4型，他们所使用的人类疱疹病毒4型来自坎帕拉、伦敦、美国国家肿瘤研究所和纽约斯隆-凯特琳研究所[40]。亨利主张使用免疫荧光来跟踪人类疱疹病毒4型的感染情况。1968年他们发现了人类疱疹病毒4型和传染性单核细胞增多症之间的因果关系，他们实验室的一个技术人员患了传染性单核细胞增多症，他们在观察了她的血清后，发现她血清中的人类疱疹病毒4型抗体增多了，随后在其他单核细胞增多症病例的血清中也发现了这一情况[41]。特殊病毒白血病项目资助了亨利实验室，因为它为探索人类疱疹病毒4型与肿瘤细胞的关系做出了"重大贡献"[42]。

国际癌症研究机构的调查是使用标准化的免疫测试对血液样本进行检测，这项工作最初是分散进行的，后来集中到了亨利实验室。在美国国家肿瘤研究所的赞助下，该实验室逐渐发展成为一个服务中心，负责筛选世界各地淋巴瘤患者血清中的人类疱疹病毒4型[43]。从1968年到1974年，实验室筛选了美国、英国、德国、以色列和乌干达送来的活检组织[44]。当国际癌症研究机构和特殊病毒白血病项目的人员试图在人类疱疹病毒4型的检测项目中加入DNA杂交等分子技术时，这种转变加速了。分子检测只能由少数受过专业培训的研究人员负责。例如在德国亨利实验室的前成员哈拉尔德·祖尔·豪森（Harald zur Hausen）开始利用DNA杂交技术构建理论探针，来检测细胞内人类疱疹病毒4型的DNA片段[45]。他与亨利的费城实验室合作生产放射性标记DNA，用它来检测淋巴瘤组织中是否存在人类疱疹病毒4型DNA。1970年7月，亨利要求特殊病毒白血病项目将价值4000美元的放射性同位素寄给豪森[46]。20世纪80年代，豪森通过类似的杂交探针技术证明了人乳头状瘤病毒与宫颈癌之间的关系[47]。

以上仅是非殖民化国家在生物医学研究过程中的部分参与者和遇到的部分困难，但它反映出美国国家肿瘤研究所的重要性。该研究所不仅保障了研究材料，还促进了新研究团体的形成。如果没有这些新团体，病毒学家可能就会忽略这些问题[48]。

从行政矛盾到致癌基因

20世纪60年代末，将癌症病毒作为管理对象的真正威力才显露出来。具有讽刺意味的是，当特殊病毒白血病项目花费了大量资源研究人类癌症病毒而没有取得成果时，它发挥了作用。此时，该项目在科学研究上面临着无法解决的问题，贝克将癌症病毒作为管理对象的管理体系，使得该项目将研究重点重新定位到分子生物学。管理体系决定了癌症的生物学研究，而不是生物学研究决定了癌症研究的管理体系。特殊病毒白血病项目所采纳的管理理论使它能够利用新方法去寻找病毒，这种方法上的转变引出了生物致癌新观点。

从该项目立项的那一刻起，特殊病毒白血病项目就以研发疫苗为己任。利用传统的免疫学和微生物学方法，该项目所资助的项目都是旨在确定病毒与癌症的关系，而不是了解病毒的致癌机制[49]。这种方法非常适合疫苗研发。虽然科学家并不清楚脊髓灰质炎、流感、麻疹、风疹和无数其他病毒的遗传和生化机制，但依然成功研发了对应的疫苗，所以癌症也不会例外[50]。从某种意义上说，免疫学的研究极富成效。特殊病毒白血病项目的研究结果表明，病毒与85种动物癌症相关，动物包括鸡、青蛙、老鼠、猫和非人灵长类动物。这些病毒的普遍性使得人们相信，人类癌症病毒即将被发现[51]。然而，在美国国家肿瘤研究所研究人类癌症病毒快10年时，特殊病毒白血病项目的管理者们还是面临着一个困境，即没有任何证据表明病毒与人类癌症相关。

特殊病毒白血病项目的研究者认为，病毒在人类癌症中起了一定的作用，只不过人们一直没有免疫学证据可以证明。这引起了罗伯特·许布纳（Robert Huebner）的注意。许布纳在1968年转到美国国家肿瘤研究所工作，之前，他在国家过敏和传染病研究所（National Institute of Allergy and Infectious Diseases）取得了一系列显著成就。在第二次世界大战期间，他被委派到美国公共卫生署，战后继续在美国国家卫生研究院工作，研究陆军新兵中常见的呼吸道疾病。他采用新的免疫测试方法，揭示了一个未知的人类病毒世界。许布纳是一位极富创新精神的病毒学家[52]。虽然许布纳不知道这些病毒是如何引起疾病的，但他的免疫学检测方法表明，病毒能够引起多种疾病。20世纪50年代末，他利用病毒检测方面的专业知识，检测感染多瘤病毒的小鼠肿瘤中的病毒。他研发了一种针对病毒免疫的快速测试法，这种方法不需要等到实验动物身上长出肿瘤[53]。许布纳在分离人类白血病病毒失败后，转而研究一种常见的呼吸道病毒——腺病毒,它是一种潜在的致癌物[54]。他发现了腺病毒能够在仓鼠体内致癌的证据。虽然证据在仓鼠体内,但这是首个可以证明人类病毒能够致癌的例子[55]。1968年许布纳转到美国国家肿瘤研究所,开始为特殊病毒白血病项目工作。

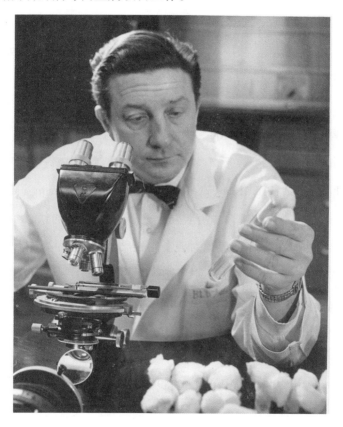

图6.2,罗伯特·许布纳,照片拍摄于1965年。在最初的职业生涯中,许布纳在军队和国家过敏和传染病研究所开发了预防呼吸道疾病的疫苗,后来成为美国国家肿瘤研究所寻找病毒积极的猎人之一。图片由美国国家卫生研究院历史办公室提供。

　　许布纳最初相信这些方法可以在没有癌症病毒的情况下解决癌细胞之谜[56]。然而,经过几年的研究,许布纳也对在人类肿瘤中没有发现任何病毒踪迹感到困惑。许布纳没有抛弃病毒与人类癌症有关的假设,而是决定创建一种新的致癌机制,即致癌基因理论。研究小鼠癌症的病毒学家已经注意到,癌症在代与代之间呈"垂直"传播。大多数人像小鼠病毒学家卢德维克·格罗斯(Ludwik Gross)一样,认为这种传播是由于胚胎在免疫系统发育完善之前,在子宫内受到了病毒的感染引起的[57]。许布纳认为,垂直传播不是感染特征,而是"致癌基因"的遗传特征,致癌基因是来自病毒的基因元件,在病毒感染细胞后能引发癌症。

　　许布纳引用了一些关于细菌基因调控的最新发现,特别是法国生物学家弗朗索瓦·雅各布(François Jacob)和雅克·莫诺(Jacques Monod)的理论,他们认为基因在细菌中可能处于一种被"抑制"的状态。然而,促使他提出新理论的原因不是他对分子生物学的热情,而是他意识到"一个简单的矛盾……需要解决"。"当查看所有数据时,"他继续说,"遗传致癌基因理论是唯一涵盖所有基础的概念的理论。"许布纳提出的新理论,不仅是对病毒引起癌症的机制的解释,还是对整个致癌生物学过程的解释[58]。

　　许布纳致癌基因理论中基因的载体为C型RNA肿瘤病毒或逆转录病毒,是特殊病毒白血病项目内部或外部的病毒学家常见的动物肿瘤病毒。许布纳和他的同事乔治·托达罗(George Todaro)将细菌的基因调控理论与病毒致癌基因理论进行类比,推测逆转录病毒有两种类型的基因。第一种是"病毒基因",负责制造病毒的蛋白质外壳。第二种是"致癌基因",负责在感染后将正常细胞转化为癌细胞。感染后,逆转录病毒的遗传成分(病毒基因和致癌基因)在正常细胞的基因组中处于"抑制状态"，"从动物传向后代动物，从细胞传向后代细胞"。在这种情况下，免疫检测甚至电子显微镜都不能发现逆转录病毒。有时，如果细胞暴露于辐射或化学物质中，致癌基因的抑制状态就会停止，癌症似乎是自发出现的，而实际上它是由几代以前的病毒感染引起的。一项支持这一理论的发现是，被认为是"无病毒"的细胞群中经常出现病毒蛋白的踪迹[59]。

20世纪60年代后期，致癌基因理论与医学遗传学、肿瘤学和分子生物学领域的主流观点相悖。在医学遗传学领域，遗传物质的变化和疾病发生之间的物理关系仍然是未知的。在1914年，西奥多·博韦里（Theodor Boveri）（1902年发现了染色体是遗传物质的载体）在几乎没有证据的情况下，提出了细胞癌变是由于染色体的改变[60]。在20世纪50年代后期，医学遗传学家将各种疾病与细胞染色体的变异联系起来，如两性畸形和唐氏综合征[61]。1960年，费城的一对研究人员宣布，一条染色体上的微小变化与一种特定类型的白血病有关，它们之间不一定是因果联系，但肿瘤学家并未对此结果进行研究[62]。20世纪60年代和70年代，对乳腺癌和结肠癌患者家族史的研究为这些疾病的遗传研究奠定了基础，但这项工作是在内布拉斯加州进行的，并未受到沿海癌症实验研究人员的关注。而且，从20世纪中叶的肿瘤学家的观点来看，即使导致人类癌症的遗传因素被确定，也几乎没有创造出治疗回报——优生学的耻辱仍然给这些研究造成了困扰[63]。

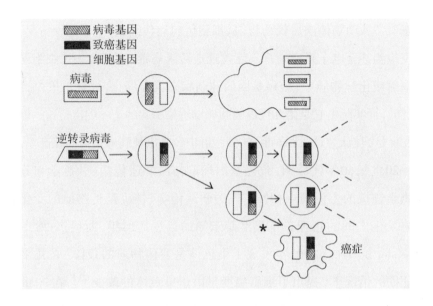

图6.3·图为1969年发表的病毒致癌基因理论。(1)正常病毒包含的"病毒基因"能够确保病毒自我繁殖。病毒通过感染细胞进行增殖，导致细胞破裂并释放新的病毒。这使得病毒感染很容易与使用免疫学的病例联系起来。(2)逆转录病毒包含"病毒基因"和"致癌基因"。逆转录病毒可以将病毒基因和致癌基因一起插入细胞的基因组中，它们将在那里繁殖几代，且不会杀死宿主细胞。在某些情况下，一个事件(*)，如辐射、化学暴露或偶然突变，可能导致致癌基因在细胞内表达，从而在没有任何免疫感染迹象的情况下导致癌变。插图由史蒂文·帕顿（Steven Parton）提供。

同时，对那些熟悉RNA和DNA生物化学合成的专家来讲，在致癌基因理论中，DNA是以RNA为模板的。这违背了弗朗西斯·克里克（Francis Crick，DNA双螺旋结构的共同发现者之一）所提出的分子生物学的"中心法则"，该法则认为信息传递过程是从DNA到RNA再到蛋白质，而不是相反的方向[64]。好在致癌基因理论依赖于一种尚未被证明存在的生化机制；假使这种机制确实存在，许布纳和托达罗也不知道致癌基因在逆转录病毒基因组中的位置。

　　然而,作为特殊病毒癌症项目实体瘤病毒部分的领军人物,尽管许布纳与其他研究人员意见相左,但仍然掌握着推进其研究的权力和资源。他向美国国家肿瘤研究所的领导层感叹道,"也许癌症病因学中让人头疼的概念之一就是,癌症治疗师和病理学家宣扬的癌症是100到200种不同的疾病;由此他们推断出许多病因及许多不同的控制模式"。对于许布纳来说,研究病毒致癌的分子机制有望解决这一复杂的问题,能够证明不同种类的癌症是"身体许多不同细胞和器官发生了本质上相似的分子事件"而导致的[65]。这种明显的相似性促使他从研究动物模型转向研究人类疫苗。1970年2月,他在圣路易斯一家特殊病毒白血病项目主要承包商的实验室里宣布,"我们可以消灭老鼠身上的癌症,我们的工作是从人类身上分离出类似基因"[66]。

逆转录酶的研究

　　在发现逆转录酶(帮助逆转录病毒改变感染细胞DNA的酶)后,特殊病毒癌症项目基础设施允许许布纳行使的权力变得明显起来。特殊病毒癌症项目没有因逆转录酶的发现而受到赞扬,将许布纳的职业道路和逆转录酶的共同发现者之一霍华德·特明(Howard Temin)的进行对比,我们可以明白癌症病毒研究基础设施的扩展是如何影响逆转录病毒的研究的。

　　20世纪50年代末,就读于加州理工学院的博士生特明,研发了用于研究劳斯肉瘤病毒(Rous Sarcoma Virus,RSV)性质的体外培养系统,该病毒最早是由劳斯发现的[67]。特明利用病毒研究癌症遗传引起了一些分子生物学家的兴趣，这将在第七章进行详细讨论。20世纪60年代，已成为威斯康星大学麦迪逊分校（University of Wisconsin Madison）教授的特明将大量的精力投入到劳斯肉瘤病毒性质检测及其在细胞转化中的作用的研究中。1964年，他提出了"原病毒理论"。通过基因是蛋白质的"信息"载体这一新兴比喻，特明认为，劳斯肉瘤病毒能够"插入细胞基因组（细胞携带的一组DNA），使其变为肿瘤细胞"[68]。他的理论认为，所有病毒致癌的病例都需要"新基因的形成、激活和表达"[69]。特明没有寻找病毒本身，而是集中精力寻找"病毒携带的信息"[70]。

在20世纪60年代下半叶，特明试图解决他提出的原病毒理论所带来的挑战，特别是该理论和许布纳的致癌基因理论都违背了克里克的"中心法则"，即分子生物学的信息是从DNA传递到RNA/DNA，再从RNA传递到蛋白质/RNA的。信息不能从蛋白质传递到RNA/DNA，也不能从RNA传递到DNA。这对特明的理论来说是个挑战，因为劳斯肉瘤病毒是一种RNA病毒。特明不知道在RNA形成DNA前病毒的生化机制。特明无法解释这种生化机制，为了证明劳斯肉瘤病毒的RNA在感染细胞内形成了DNA前病毒，他采用了不同的方法，但最终没有一个是成功的。最终，特明开始利用噬菌体学派分子生物学家所不熟悉的技术。他提出一种复杂但准确的假设：如果存在前病毒的话，我们可利用生化技术（RNA–DNA杂交）来检测它。然而，说起来容易做起来难，进行杂交反应需要熟练掌握生物化学技术，但特明并不具备——噬菌体学派强调的是定量法的学习，而不是生物化学。最后，虽然特明在不断壮大的分子生物圈里是受人尊敬的一员，但很少有人接受他的理论[71]。

特明的方法体现了学术生物学谦虚而内敛的风格——他通常单独或与少数合作者一起进行研究工作，他的主要目的是了解更多与劳斯肉瘤病毒的自身行为和复制有关的知识。根据20世纪50年代学术型生物学家认可的研究结构，他从美国国家肿瘤研究所获得的研究经费并没有要求他做出特别的成绩。特明因发现逆转录酶而获得了美国国家科学院颁发的"美国钢铁基金会分子生物学奖"。他在获奖感言中提醒大家："很明显，这类研究迄今为止还没有对癌症患者产生立竿见影的效果"，人们也不清楚"在未来这是否会有帮助"，"我们希望有，但绝不能把这种希望同现实混为一谈[72]"。

1970年，特明和他的一位合作者成功地从劳斯肉瘤病毒中分离出了逆转录酶，它以RNA为模板合成DNA。这很快就被视为一项重大发现，特明也因对病毒学和分子生物学的贡献而获得1976年的诺贝尔奖。他的研究成果主要得益于特殊病毒癌症项目对逆转录病毒的兴趣。特明在早期论文中提供了原病毒的证据，而他的新声明可能受到更多的质疑[73]。分子生物学家可能仍然不愿意把中心法则放在一边。他们孤立地看待特明的发现，并没有把它与中心法则联系起来，也不认为它是对中心法则的修正。例如，詹姆斯·沃森（James Watson）在其1965年出版的《基因分子生物学》（*Molecular Biology of the Gene*）中讨论了中心法则，认为它在生物界普遍适用，但"某些RNA病毒"可能是例外[74]。

1970年的晚春，一位名叫戴维·巴尔的摩（David Baltimore）的年轻病毒学家独自分离出了逆转录酶。同年6月，《自然》杂志上同时发表了特明和巴尔的摩的发现，引起了人们对逆转录酶的广泛关注。巴尔的摩早在第一次研究牛的水泡性口炎时就怀疑其中存在逆转录酶，但没有能力培养足够的病毒来分离这种酶。他求助于许布纳的同事、在斯沃斯莫尔学院的校友——托达罗。通过这种非正式的联系，巴尔的摩获得了价值近100万美元的纯化的小鼠白血病逆转录病毒，特殊病毒癌症项目的人员将它们储存起来以供后续的病毒研究。巴尔的摩从这些材料中分离出了逆转录酶[75]。虽然他也可以用其他方法分离逆转录酶，但利用这些已有病毒加快了他的研究进程，使得他与特明同时发现了逆转录酶[76]。

许布纳和特殊病毒癌症项目的其他人员对逆转录酶的发现感到欣慰，将其作为管理方法的开端。致癌基因理论不再是面对挫折的借口，而是一项具有预见性的重大发现，现在特殊病毒癌症项目将帮助科学界探索它所蕴含的意义。同时，这些进展使美国国家肿瘤研究所的领导层相信，分子生物学为检测病毒提供了新基础，将成为可以进行大规模研究的领域；他们希望这些方法最终能为细胞或亚细胞水平的癌症治疗或预防提供一个"合理的基础"[77]。特殊病毒癌症项目承包商快速开展工作以确认逆转录酶的分离。一个周五下午，巴尔的摩在长岛冷泉港实验室（Cold Spring Harbor Laboratory）的一次会议上宣布了他的发现。尔后，资助特殊病毒癌症项目的RNA–DNA杂交专家索尔·施皮格尔曼（Sol Spiegelman）匆匆回到了他在哥伦比亚大学的实验室。接下来的周一，他宣布成功验证了巴尔的摩和特明的研究成果[78]。特殊病毒癌症项目的一位代表邀请科学家们在冷泉港实验室"拥挤的大厅"里召开年度肿瘤病毒会议，要求"他们尽快向贝塞斯达提交免费发送RNA肿瘤病毒样本的申请"[79]。

事实上，特殊病毒癌症项目试图将尽可能多的病毒学家和分子生物学家引入逆转录病毒领域开展研究。它通过免疫学和分子生物学开展了一系列雄心勃勃的关于人类和动物逆转录病毒的研究[80]。在弗洛实验室工作的雷·吉尔登（Ray Gilden）说许布纳将会竭尽全力地动员尽可能多的科学家来研究逆转录病毒。南加州大学特殊病毒癌症项目最大一笔学术合同的负责人默里·加德纳（Murray Gardner）至今还记得那种"不真实"的感觉。他在一次洛杉矶之行中被许布纳招至麾下，许布纳留下一笔钱让他在"工作中学习",还让其组建了一个跨学科研究团队。罗伯特·加洛[Robert Gallo,第一批分离艾滋病病毒(HIV)的病毒学家之一]回忆说,他与美国国家肿瘤研究所肿瘤生物学实验室签订了一份合同,使其可以聘请博士后并充分利用实验室资源,从而快速开展他的研究工作[81]。

这种大规模的支持远远超出了分子生物学家的设想。直到20世纪60年代末,一笔10万美元的分子生物学研究经费都是"一大笔钱"[82]。相比之下,许布纳每年控制着超过1000万美元的预算,而他的部门只是美国国家肿瘤研究所重新命名的病毒癌症项目不断扩大的工作范围中的几个部门之一。1972年许布纳签订的大合同包括:为加利福尼亚大学提供55万美元,让其对两种猿类C型逆转录病毒进行研究;为马里兰州的弗洛实验室提供241万美元,让其对可能存在的人类C型和疱疹病毒进行全面的免疫学和分子研究;为微生物学协会提供208万美元,用于对病毒和化学致癌作用的研究;为圣路易斯大学提供120万美元,让其通过分子方法检测癌症病毒的特定遗传物质;为南加州大学医学院提供249.9万美元,让其研究人类癌症的病因学和流行病学[83]。

许多科学评论家尖锐地批评了美国国家肿瘤研究所在逆转录病毒上的投资,逆转录酶的研究似乎不值得如此巨额的投资。他们的批评证明了特殊病毒癌症项目在病毒学和分子生物学的结合上所发挥的效力。一位《自然》杂志的评论员抱怨说,"如果有种奖项是颁给那些不必要进行大量重复的实验的研究,那逆转录病毒研究当之无愧";即使"很难找到人类RNA癌症病毒的流行病学证据","特殊病毒癌症项目也会实现研究人员在实验室找到它们的想法"[84]。到了1971年,另一位作者在逆转录酶被发现一周年的纪念日提出,与越战一样,逆转录酶的研究也开始出现"信誉差距"[85]。

建立癌症病毒学

特殊病毒癌症项目对各种形式的癌症病毒研究的投资,特别是逆转录病毒,成功地创造了这些领域的研究"热潮",就像抗癌战争开始时一样。这些研究领域的扩大不仅归功于研究人员的科学兴趣和联邦资金,也受益于特殊病毒癌症项目的基础设施。如果没有新的行政和政治结构允许美国国家肿瘤研究所的运作脱离同行评议系统,那大规模的病毒生产、国际流行病学项目的创建和逆转录酶的快速发现是不可能实现的。特殊病毒癌症项目创造了新的实验系统,促使研究人员研究那些他们之前从未想过的癌症和病毒问题。

美国国家肿瘤研究所的癌症病毒研究规模的增长不同于其他科学领域的发展,这些领域着重强调召集科学家[86]。贝克对个别科学家的动机所持的态度使人想起历史学家对美国向西扩张所持的观点。企业发现,看似无限的"自由"土地只有在有劳动力的时候才能体现它的价值。为了迫使工人从事铁路建设、采矿等繁重而危险的工作,企业没有利用高薪来吸引工人,而是通过签订劳动合同来限制他们[87]。虽然特殊病毒癌症项目所采用的合同不像19世纪的那样死板,但它们表明,癌症病毒研究作为一个不断发展壮大的领域,不仅吸引了科学家的兴趣,同时也受到了政府的大力支持。当联邦政府打算在整个抗癌战争期间,将特殊病毒癌症项目模型应用于所有的癌症研究甚至整个生物医学研究领域时,由此产生的紧张关系开始显露出来。

第七章

病毒是抗癌战争的主阵地

1969年12月，白宫被大量的信件和请愿书淹没，尼克松总统首次遇到这种情况。全国各地的公民写信给尼克松，要求他把"战胜癌症作为全国目标"[1]。这预示着生物医学研究新时代的开始，在这个新时代里，民众的舆论压力对联邦政府政策的制定过程产生了重要的影响。两年后，尼克松签署了《国家癌症法案》，标志着"抗癌战争"的开始。为了打赢这场战争，国会提出了最大胆的设想（不管是对当前还是以后来说）：以医学为目的来管理和组织生物学研究。美国国家肿瘤研究所获得了大量的预算和立法授权，"全面开展预防、控制和治疗癌症的所有研究和相关活动"[2]。在扩展过程中，美国国家肿瘤研究所借鉴了冷战时期的防御计划，采用指挥和控制系统来指导癌症病毒的研究。然而，宣战并不像后来评论人士认为的那么傲慢。它是对当前不断变化的政治和经济状况的一种担忧，对不能继续进行20世纪50年代生物医学协议的一种担忧。

20世纪60年代末，生物医学协议最初的支柱开始受到威胁。玛丽和她的盟友在国会召集华盛顿生物医学研究联盟的成员，讨论了他们现在面临的共同问题，即那些同行评议所支持的生物医学研究缺乏治疗回报。该问题与反贫困战争和越南战争一起，减缓了联邦政府在生物医学研究上的支出的增长速度。对任务导向型研究的需求不断上升，意味着癌症研究进展缓慢，抗癌活动人士陷入困境。他们开始担心纳税人不再支持那些偏离人类健康的研究。对玛丽来说，《国家癌症法案》不仅让她看到了未来治愈癌症的前景，还让她设想出一种组织生物学研究的新方法，以造福公众[3]。

公众对任务导向型研究的呼吁，也预示着生物医学协议中生物学研究人员与联邦政府之间关系的转变。抗癌战争引人注目，因为它见证了由生物学家、分子生物学家组成的新群体围绕着生物医学协议所展开的辩论[4]。对这个新群体来说，20世纪50年代和60年代初，是他们的学科在病毒学、生物化学、生物物理学、微生物学和遗传学中脱颖而出的时代。分子生物学的优越性似乎无处不在：主要的研究人员获得了一系列的诺贝尔奖；出现了新的出版物；为了体现分子生物学研究的重要性，人们重新命名了大学的生物学系。分子生物学家认为自己站在研究生命的新方法的前沿，这种新方法以实验系统为基础，比如细菌和病毒的相互作用，这些实验系统可以应用物理学的定量分析模式[5]。20世纪60年代末，他们的心态发生了变化，逐渐减少的科研新发现使他们昔日的自信转变为当前的焦虑。有些人担心，分子生物学即将进入一个无所作为的"学术阶段"[6]。许多分子生物学家认为，肿瘤病毒为他们的研究提供了一个契机，将他们的研究领域从简单的有机体转向复杂的人类和动物细胞。然而，与细菌和病毒相比，动物细胞和肿瘤病毒的结构更复杂，研究所需要的花费也更高[7]。

抗癌战争标志着生物学家新群体在更基础的层面上探索生命的动力与生物医学协议的重新谈判有关。第一代分子生物学家依靠大学和慈善机构的资助来进行小规模的研究，而未来，唯一有能力资助分子生物学研究的机构是联邦政府。然而，分子生物学家却既不认同传统生物医学科学家的研究目标，也不认同任务导向型研究的目标。令他们沮丧的是，生物医学协议的盟友和批评者似乎都乐意看到研究机构的改革。《国家癌症法案》中关于管理的内容使分子生物学家意识到，联邦政府可能会控制他们的学科知识和学术命运，这让他们非常担忧。《国家癌症法案》发起了一场关于治疗癌症的方法的辩论，分子生物学家提出了对癌症和癌症研究的新看法。癌症病毒与公共卫生和分子生物学的研究目标紧密结合——两者都以治疗癌症为目标。它也是分子生物学家讨论的话题——是什么推动了癌症生物学的发展、如何研究疾病，以及最终由谁来决定未来生物医学研究的机构设置。

生物学研究的自主权和问责制

生物医学协议认为,联邦政府对通过同行评议的生物医学研究的认可,就是对保障国民健康做出的巨大贡献,虽然该方案曾引发过一些小冲突,但在20世纪60年代,联邦政府一直非常支持它。在过去的10年里,美国国家卫生研究院赞助了很多研究,华盛顿的民主党政府鼓励公众将这些研究视为对社会福利和科学的重大贡献。然而,随着时间的流逝,生物医学协议的政治盟友开始质疑这些研究的价值。在越南战争阻碍他的国内议程之前,林登·B. 约翰逊(Lyndon B. Johnson)总统就试图将生物医学研究转变成具体的治疗进展,作为他向"贫困宣战"的续集[8]。在约翰逊看来,这种转变的核心问题是建立生物学研究的医学相关性。他宣称,鉴于每年都为生物医学研究投入8亿美元(1966年美元),"我们必须确保任何能拯救生命的发现没有被锁在实验室里"[9]。

该目标与参与联邦政策制定的科学家的观点相矛盾,后者依旧资助"纯理论研究"或"基础研究",更注重科研的创造性而不是实际的回报,并用政治上更容易接受的方式解释道,自由研究是获得实际回报最有效的手段[10]。美国国家卫生研究院的这些价值观念的政治体现(同行评议制度)虽然促使生物学研究取得了飞速发展,并承诺改善人类的健康状况,但使科学家们远离了公众的期望。正如诺贝尔奖获得者、分子生物学家萨尔瓦多·卢里亚(Salvador Luria)在麻省理工学院的实验室所说的那样,"健康科学的未来依赖于基础科学,如生物化学和微生物学"[11]。

尽管如此,约翰逊还是设置了研究目标和时间表,将生物学发现从实验室转移到临床,并对生物医学协议持肯定态度。但是,那些对美国国家卫生研究院持批评态度的人关注的重点是这项工作的潜在影响:同行评议制度并没有成功地把生物学发现从实验室转移到临床。众议员劳伦斯·方丹（Lawrence Fountain）最初对美国国家卫生研究院的管理进行了抨击，并促使了特殊病毒白血病项目的成立。在1967年的听证会上，他进一步加深了人们对生物学研究的探索并没有和医疗保健同步的印象[12]。该听证会反映出人们对美国国家卫生研究院拨款运作方式的不满。方丹认为同行评议制度让美国公众听命于一小群有威望的、谨小慎微的科学家，而不是受命于那些以治疗为目的、富有冒险精神的临床医生。杜克大学医学院曾经的院长认为，美国国家卫生研究院支持把医学院"变成研究机构……塑造了科研优于医学教学和病人护理的形象"[13]。在这种情况下，同行评议制度就不会把促进人类健康作为首要研究任务。

尽管他们引起了美国国家卫生研究院内部的恐慌，但方丹首次发表的抨击言论并没有获得广泛的关注。然而，他在1967年听证会上发表的抨击言论帮助他找到了同盟——对同行评议制度失望的科学政策圈。在方丹主持听证会的同时，国防部发布了一份"项目总结"，回顾了1945年以来美国武器的研发过程。与同行评议制度的倡导者的观点不同（基础研究能带来实际回报），这篇总结的作者认为，只有对研究进行科学的管理，才能获得回报。他们认为，"那些随机的、不相关的科学知识无法得到应用"。如果"想在不到20年的时间里看到大规模的科研成果"，科学家们"就必须将他们整体的创造性的努力的大部分投入到有组织的科学研究中，从而造福全人类"[14]。该报告引起了美国国家卫生研究院内部的恐慌，进而使其开始重新审视学术生物医学研究和治疗进展之间的关系[15]。

鉴于联邦政府在引导科学完成国家目标方面所取得的丰硕成果，美国国家卫生研究院在医疗方面的毫无建树就显得更加突出。"曼哈顿计划"为癌症研究带来了阴影，甚至在1969年人类登月之前，美国国家航空和宇航局的阿波罗计划就提供了一个模板，即政府如何有效地监管和平时期大规模、任务导向型的科学研究。阿波罗计划成功地实现了肯尼迪总统的承诺，即将人类送上月球。这表明正确的组织结构能够使人们在短时间内完成看似不可能完成的任务[16]。即将离任的美国国家卫生研究院院长香农在1968年告诫美国科学促进会（American Association for The Advancement of Science）的成员，从事学术研究的生物学研究人员需要从更广阔的角度来看待个人项目与他们所服务的公众之间的关系。香农预见到，生物学家们需要调整自己，以适应任务导向型研究，解决公众所关心的问题（公众是"生物医学工作的消费者"），而不是为了获得研究经费而陷入"混乱的竞争"[17]。

突破性的研究进展并没有缓解这些担忧。1967年，诺贝尔奖获得者、生物化学家阿瑟·科恩伯格（Arthur Kornberg）从斯坦福大学来到华盛顿，开始了他的胜利之旅。他的实验室在美国国家卫生研究院的资助下，成功地制造了与自然界中的有机体Phi-X174噬菌体相同的合成DNA。约翰逊总统在新闻发布会上宣布了这一成就，将其称为"试管生命的诞生"。然而，即使在自由派参议员的敦促下，科恩伯格也无法向国会的国家健康科学与社会委员会（National Commission on Health Science and Society）拿出令人信服的证据，证明他的生物学研究推动了医学的发展。亚伯拉罕·里比科夫（Abraham Ribicoff）让科恩伯格承认，他的研究动力来自对人类健康的追求："像你这样的绅士是否……考虑过这一领域取得的突破为人类健康带来的回报？"在科恩伯格不置可否的回答后，沃尔特·蒙代尔（Walter Mondale）接着问了一个尖锐的问题："这有什么奇怪的……你的研究没有经济问题吗？"[18]在生物医学协议的立法支持者中，越来越多的人对生物学家为了自身的利益而进行开放式的研究感到不满。只要这些立法者认为美国国家卫生研究院的科研组织没有做出提高人类健康状态的承诺,任何科学发现都不会消除这种担忧。

生物医学协议的重新协商

20世纪60年代末,美国国家卫生研究院的拨款活动停滞不前,此时,玛丽和她的盟友们在20世纪50年代围绕生物医学协议苦心经营的联盟也受到了影响。重要的是,玛丽和美国癌症协会在没有任何基层支持的情况下,仍然是癌症研究的主要倡导者。为了反映科学和医学成员的观点,学术研究项目只要通过同行评议的审查,就能获得协会的资助。然而,在1968年,支持同行评议制度的基础力量消失了。玛丽在国会的两个重要盟友——长期担任委员会主席的参议员利斯特·希尔(Lister Hill)和众议员约翰·福格蒂(John Fogarty)离开了国会。而且自1955年以来就一直担任美国国家卫生研究院院长的香农,以及自1960年起就担任美国国家肿瘤研究所主任的恩迪科特都退休了。对玛丽来说,更糟糕的是现在是以尼克松为首的共和党执政,这与之前以肯尼迪和约翰逊为首的民主党不同,像她这样的民主党捐款人是没有机会进入行政部门内部圈子的[19]。

经济增长不断放缓,联邦政府的反贫困战争和越南战争的预算不断提高,这种政治转变对生物医学研究产生了影响。这些问题增加了政府提高美国国家卫生研究院等机构的科研预算的难度。奎因上校是玛丽在华盛顿的私人说客,他警告她说,如果没有希尔和福格蒂所提供的立法保护,美国癌症协会就应该在保证美国国家肿瘤研究所的预算方面发挥积极作用。奎因警告说,如果不向公众施加压力,"我们将在抗癌战争的整体工作中停滞不前甚至倒退。过去3年来一直是这样的，除非我们能让美国癌症协会对现实情况做出反应，否则这种情况将继续下去"[20]。

由于玛丽在华盛顿的地位被削弱了，因此，她制定了新的战略方案来推进癌症研究，并确保联邦政府在未来生物医学的研究中发挥显著作用。密苏里大学药理学家所罗门·加尔布（Solomon Garb）的观点吸引了她，他是《治愈癌症：国家目标》（Cure for Cancer: A National Goal，出版于1968年）一书的作者。加尔布认为，政府在制定研究政策时要以公众的需求为主，而不是专家的意见。他坚持认为，"在一个民主国家，与人民生活和福祉相关的基本决策应该以公众的需求为依据……我们还没有做出充分的努力，让我们国家相应的资源被动员起来用于国家癌症项目的研究"。加尔布提出的问题是，官僚主义阻碍了美国国家肿瘤研究所发展成像美国国家航空和宇航局那样果断地采取行动的任务导向型机构。学术型科学家普遍认为资金投入的多少与取得的突破无关，而加尔布的观点与之相反，他认为加大投资能够为癌症研究"买来知识"[21]。

玛丽对利用同行评议制度来分配癌症研究资金很满意，而加尔布则抨击了这种依赖委员会的工作制度，因为它造成了"责任的分散"。这种结构导致抗癌工作"效率低下"。加尔布建议，国家癌症项目应该借鉴曼哈顿计划的前领导人莱斯利·格罗夫斯（Leslie Groves）将军、海军核反应堆计划的监督员海军上将海曼·里科弗（Hyman Rickover）或美国国家航空和宇航局前局长詹姆斯·韦布（James Webb）等人的经验，总结出强有力的、负责任的、集中的领导管理方式[22]。加尔布的观点为玛丽描绘了一幅复兴美国国家肿瘤研究所的蓝图。她把他的书分发给她的盟友和顾问。1969年初，她在加尔布的指导下资助了一个新的组织——抗癌公民委员会（Citizens Committee for the Conquest of Cancer）。委员会采用平民党的做法，再加上玛丽在华盛顿的斡旋，关于美国国家肿瘤研究所的任务和预算的讨论重新开始[23]。

为了加大公众对联邦政府管理癌症研究的支持力度，玛丽和加尔布的公民委员会代表了生物医学研究中公众与联邦政府的新关系。直到20世纪60年代末，公众还不是特别需要联邦政府资助生物医学研究。这表明生物医学协议的形成受美国政治和专业精英的决策影响。多年来，美国国家肿瘤研究所的预算听证会都会邀请美国癌症协会的医生和科学家，让他们代表政府提问。然而现在，玛丽和加尔布让政府作为公民抗癌利益的代表。这种做法与广泛兴起的民权运动和其他大规模社会运动相一致，它们都把希望寄托在联邦政府上[24]。为了寻找更多来自"草根"的支持来增加政府预算，奎因开始组织并培训一些积极分子，如由患癌儿童的父母组成的"烛光"（Candle Lighters）组织直接游说国会[25]。

1969年底，公民委员会在《华盛顿邮报》上刊登了第一个整版广告——"尼克松先生：你能治愈癌症"，着重强调了政府的责任。广告中有法伯（儿童化疗研究的领头人、玛丽的长期同盟、1970年美国癌症协会的主席）的签字，他认为，"治愈癌症的希望就在眼前。我们只是缺乏像登月计划那样坚定的决心、充裕的资金和全面的计划"。这则广告促使大量有关癌症的信件涌入白宫。白宫新闻办公室的官员在帮一位忧心忡忡的家长递信时，急躁地敦促下属要及时回信，说："几个月前，一名癌症患者还没得到回复就去世了，因此，新闻办公室遭到了舆论攻击，而这次的患者还是个孩子。[26]"玛丽为了获得一项政策支持，继续向国会施压。她说："国会应该将抗癌研究看作一场全国运动，其必须在1976年（也就是国家成立二百周年之际）完成。"在玛丽的不断努力下，1970年3月，通过投票表决，参议院以多数票的优势，任命抗癌顾问小组来实现这一目标[27]。

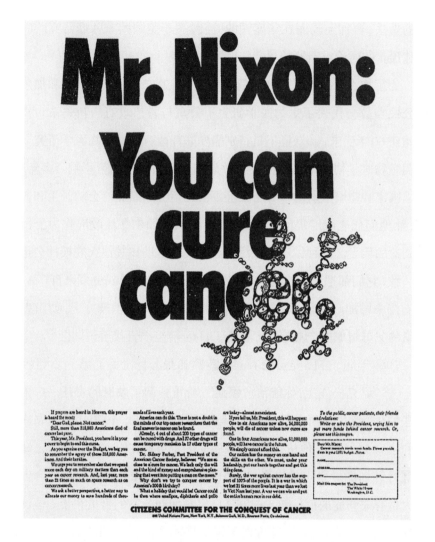

图7.1，1969年12月，抗癌公民委员会在《华盛顿邮报》上刊登了整版广告，其他报纸也转载了这则广告。公民委员会试图将癌症研究变成一场全国性的运动，以完成20世纪50年代在玛丽领导下启动的一系列改革。

　　顾问小组引导公众讨论生物学研究和医学之间的关系。该小组的成员是支持任务导向型研究的人。委员会的主席本诺·施米特（Benno

Schmidt）不仅是尼克松的亲密盟友，还是早期的风投公司（惠特尼公司）的负责人。由于施米特的领导能力和他作为创新问题"守门人"的声誉，惠特尼公司在20世纪70年代早期，就已经准备好大举投资化学和计算机行业，而这两个领域都以任务导向型研究为主[28]。在施米特的指挥下，专家组的26名成员进行了几次秘密会谈，他们的成员包括13名医生和科学家及13名非专业人员。施米特把具体的技术问题委托给委员会的科学家和医生，而他和他的行政人员奎因上校及其他政治同盟在密切磋商后确定了报告的总基调[29]。

玛丽和加尔布打算让顾问小组为抗癌的生物医学研究工作提供强有力的支持。专家组的总参谋来自原子能委员会（Atomic Energy Commission），该机构在管理科学项目方面具有丰富的经验。专家小组与美国国家肿瘤研究所的工作人员贝克等人的联系较为密切，贝克是计划的主要倡导者[30]。据《科学》杂志报道，在一位激进的系统管理专家罗伯特·斯威克（Robert Sweek）的监督下，该小组认为，"想在短期内取得惊人的成果，就应该采取必要的组织和纪律来管理生物医学研究"[31]。

分子生物学家对抗癌症

在1970年的春天，顾问小组向许多生物学家和内科医生征求了治疗癌症的最佳方法。这是分子生物学家首次涉足有争议的问题，即如何定义生物医学研究并为其设定目标。该现象反映了他们将研究细菌的方法应用到探索动物细胞上。第二次世界大战后，一个特殊的分子生物学家群体，即噬菌体学派，研究了细胞培养皿中大肠杆菌及病毒或噬菌体（它们以大肠杆菌为生）的遗传。该系统提供了一种定量研究病毒和基因的方法，而且该方法不用考虑这种行为中复杂的化学基础。噬菌体学派在分子生物学的研究方面起了关键作用，后来在该领域产生了很多诺贝尔奖获得者[32]。

在动物细胞的研究上，人们不能简单地照搬噬菌体遗传领域的研究方法。与细菌相比，动物细胞更容易受到感染，也需要更多的营养物质才能在体外存活，因此培养动物细胞不仅花费更多，而且难度更大。经过反复试验，加州理工学院的雷纳托·杜尔贝科（Renato Dulbecco）（噬菌体学派的重要成员），研究出了培养动物细胞的方法。杜尔贝科的方法表明，噬菌体学派的方法可以扩展到动物病毒领域，特别是脊髓灰质炎病毒[33]。1958年，加州理工学院的博士后研究员哈里·鲁宾（Harry Rubin）和研究生特明（第六章讨论过他），使用杜尔贝克培养的鸡细胞在体外研究劳斯肉瘤病毒，劳斯肉瘤病毒是首个已知的肿瘤病毒。噬菌体和动物病毒都能杀死受感染的细胞，并在活细胞上留下空斑，而癌症病毒则能"转化"受感染的细胞，使它们迅速生长形成肿块。鲁宾和特明的创新之处在于计算这些快速增长的点的个数，而不是计算空斑[34]。

肿瘤病毒学研究人员现在可以利用这种方法系统地研究病毒转化遗传学，分子生物学家对这个新的实验系统非常感兴趣。动物细胞的癌变过程似乎与某些突变噬菌体的行为类似，噬菌体在感染细菌后进行增殖，当细菌细胞壁破裂时释放病毒。刚侵入的噬菌体似乎没有伤害被感染的细菌，然而在它们自主繁殖几代后，大量的噬菌体会释放大量能溶解宿主细胞壁的溶解酶，促使细胞裂解，从而释放出子代噬菌体。这些子代噬菌体的死亡模式似乎与细菌的其他遗传特征相似，这表明病毒的感染表现出遗传的特征。法国噬菌体研究人员认为，该现象证明温和噬菌体的基因组能够和细菌基因组整合，并存在于细菌细胞中。这种噬菌体基因组被称为"原噬菌体"——噬菌体本身遗传信息的重要载体之一[35]。

同样，癌症病毒对健康细胞的转化表明：一些病毒可以将本身的致癌基因插入细胞的基因里诱发细胞癌变。这为解决癌症问题提供了一种基本的研究方法。噬菌体学派的创始人之一、麻省理工学院的生物学家萨尔瓦多·卢里亚（Salvador Luria）满怀信心地介绍这个新方法，认为它是分析"正常细胞转化为肿瘤细胞的个体遗传因素"方面"进展最快的研究途径"[36]。詹姆斯·沃森（James Watson）是1962年诺贝尔奖的共同获得者，他阐明了DNA的结构，出版了一本具有里程碑意义的教科书——《基因的分子生物学》（*The Molecular Biology of the Gene*）（1965）。他在该书中写道，肿瘤病毒的研究为寻找诱发癌症的特定的基因突变的因素提供了一种工具，可以"直接地、合理地"在哺乳动物数百万个细胞中查找导致癌症发生的某种特定基因突变的因素[37]。然而，当科学家沉浸在对肿瘤病毒研究前景的乐观憧憬中时，他们也在担忧未来的科研经费和联邦政府的态度。

随着抗癌战争的开展，分子生物学界的研究人员以联邦政府和其他生物医学领域的研究人员为目标，开始了一场"双管齐下的运动"。一方面，他们向政府说明自己工作的价值；另一方面，他们试图将分子生物学定义为医学研究的基础[38]。1969年，在保罗·伯格（Paul Berg）开始研究猴病毒40（Simian Virus 40）的潜在致癌作用时，给同事写信说："我认为，让与生物科学相关的机构意识到，分子生物学和生物化学的'大爆炸式创新'并没有使我们止步不前是很重要的。"他的结论是，"如果继续执行削减科研资金的做法"，那么我们将会失去"现在所取得的一切成绩"和"现在这代有前途的年轻人"。RNA–DNA杂交专家索尔·施皮格尔曼（Sol Spiegelman）给参议员查尔斯·马赛厄斯（Charles Mathias）

写信说，"现在是齐心合力将大肠杆菌的研究成果应用到人类健康和福祉上的时候"[39]。1970年，伯格、沃森和查尔斯·亚诺夫斯基（Charles Yanofsky）等著名科学家开始游说美国国家科学基金会（National Science Foundation），让它成立人类细胞分子生物学项目（Molecular Biology of the Human Cell）。他们主要是想通过动物肿瘤病毒来探索细胞调节和转化的遗传学[40]。沃森担心，如果减少分子生物学的支出，新一代的研究人员可能会从事"一种安全的职业，比如临床医学"[41]。

沃森曾轻蔑地评论过，肿瘤学家和其他内科医生对分子生物学家雄心勃勃的观点持怀疑态度，其根源是关于实验室与临床在医学方面各自角色的长期辩论。纽约医学院（New York Medical College）的一名成员猛烈抨击生物学家的癌症研究，"这些生物学家即使得了癌症也不自知"[42]。其他权威人士则断言，需要新的组织管理形式来管理癌症领域的跨学科研究。即将离任的斯隆-凯特琳研究所主任弗兰克·霍斯福尔（Frank Horsfall）写道，实验室和临床研究是治疗癌症的同盟。霍斯福尔认为，"通常情况下，生物医学研究史上的重大成就表明……是通过人类疾病模型的实验室研究……为治疗提供跳板"。口服脊髓灰质炎疫苗的研发人员艾伯特·沙宾（Albert Sabin）总结道，大量的资金不会促使癌症研究取得更有效的成果，除非有一个优秀的"参谋部"来规划和监督资金的支出。尽管鲁宾在研究动物肿瘤病毒的方法中发挥了重要作用，但他否认病毒研究可能会为人类癌症的研究带来重大突破。他敦促顾问小组通过对环境和健康的研究来了解癌症，因为他认为癌症是"反映个体一生的生物学过程"[43]。有很多研究癌症治疗的科学专家游说该顾问小组，分子生物学家是生物医学领域的新兴群体，该顾问小组的建议对他们来说非常重要。

《国家癌症法案》的通过

顾问小组于1970年12月发布报告,支持组织一场大型的抗癌运动。该报告的序言说,每2亿美国人中,就有5000万人可能患有癌症,其中3500万人可能死于癌症。与这些数字相比,目前用于癌症研究的经费"严重不足"。越南战争上的人均花费为125美元,美国国家航空和宇航局的人均花费为19美元,而癌症研究上的人均花费只有89美分。最后,报告总结道,虽然仍然不能确定癌症的生物学本质,但"如果我们想要充分利用目前的癌症科学知识,就必须制定全国抗癌计划"。它建议,与其继续让美国国家肿瘤研究所的官僚机构资助癌症研究,不如通过建立一个类似于美国国家航空和宇航局的国家癌症管理局(National Cancer Authority)来对癌症进行"系统性攻击"。该办公室将拥有极大的权力来完成其抗癌使命,可以签发研究合同,能大规模生产病毒和细胞等生物材料,"确保抗癌任务的顺利完成"[44]。

该报告进一步提高了癌症研究的政治地位。尽管玛丽和她的盟友一直将癌症研究看作国家利益而不是党派问题,但她的运动之所以能够取得进展在很大程度上依赖于民主党议员。参议员拉尔夫·亚伯勒(Ralph Yarborough)提出了成立顾问小组的要求,并迅速提交了成立顾问小组所需的立法意见。亚伯勒于1971年1月卸任,肯尼迪后来当选马萨诸塞州参议员,接替他成为负责民主党医疗政策制定和落实的新旗手[45]。肯尼迪的知名度和对总统职位的野心引起了尼克松政府的警觉,在此之前,尼克松政府对玛丽的工作并没有什么兴趣[46]。

出于本能,尼克松否定了民主党提出的政治问题,他支持成立美国环境保护署(Environmental Protection Agency)和执行联邦平权行动计划,提出了癌症法案来执行委员会的建议。他希望通过这样做来转移人们对他在越南和柬埔寨采取的行动的关注和批评,并借机否定肯尼迪,因为肯尼迪是1972年大选时最有可能成为总统的候选者。1971年1月,早在参议院提出拟建立"国家癌症机构"并对此进行投票之前,尼克松就在他的国情咨文中宣布:他将会为美国国家肿瘤研究所额外追加1亿美元。这是成立新的"癌症治疗项目"的前奏,该项目不仅有独立的预算,还能直接和总统办公室联系[47]。尼克松说,"该把我们的钱投入到我们想投入的地方了"[48]。

新成立的癌症管理局(Cancer Authority)承诺,要建立一个能为癌症研究重新注入活力的中央系统。施米特在公开发言中大力支持尼克松的观点,即管理生物医学研究的建议。他认为,"不能将原子裂变或太空计划与癌症研究相提并论,因为我们在癌症方面所掌握的基础科学知识远比不上那些领域"。他反驳了贝克的癌症病毒管理方法,"应该在管理组织上进行比较,而不是在科学上比较。为了取得成功,癌症项目需要在管理、规划、预算提交和进展评估方面与这些项目进行比较"[49]。

生物医学研究人员却对这种重组望而却步。美国癌症研究协会的旗舰期刊《癌症研究》(Cancer Research)上发表了一篇文章,该文章宣称:"经过深思熟虑的研究人员认为,设定癌症治愈的期限,即便是暗示,都是一种不计后果、不负责任的行为……许多人将会以怀疑的眼光来看待一个高度结构化的研究程序,而他们认为重要的开拓性、探索性调查将会因此受到影响[50]。"美国外科医生总会也反对成立新机构,他们强调"生物医学是一个各个组成部分相互依存的复杂的研究领域",其各个组成部分"不容易在概念上或程序上被区分开"。为癌症研究所设立的特权会使研究人员流向生物医学的其他领域[51]。美国生物化学家学会(American Society of Biological Chemists)的代表则担心,癌症研究上的资助会破坏生物医学的未来，因为"有些人会被利诱，特别是当从事那些具有严格时间要求的癌症研究时，他们强调获取短期研究结果，而这只能为我们在治愈癌症这个总目标上提供一线希望，但对癌症的根本问题却缺乏真正的认识"[52]。

如果只看参议院听证会的记录，癌症管理局的批评者似乎比支持者更有代表性。证人尖锐地批评了生物医学研究的任务导向性，表示如果由国家来设定癌症生物学研究的知识范围，那么这将是个无法解决的障碍。然而，玛丽和她的盟友们完全有能力反驳这种批评。玛丽进一步加深了与加尔布的合作，动员基层民众支持癌症管理局的成立。更厉害的是，她说服了她的朋友安·兰德斯（Ann Landers）—— 一位全国咨询专栏的作家，让其发起了一场代表该法案的"一人一信"活动。结果，多达100万封的信件涌入参议院的收发室。在这种公众压力下，参议院迅速行动起来，1971年6月底，成立国家癌症管理局的法案以79票对1票的绝对优势被通过了[53]。夏季，辩论的阵地转移到了众议院，在众议院，立法的步伐被放缓，癌症管理局的反对者希望停止关于它的讨论。

癌症病毒与生物医学研究的管理

虽然人们对成立癌症管理局的利弊展开了激烈的讨论，但当时仍不清楚应该采用哪种管理方法来研究癌症。这场辩论的核心是癌症病毒，因为它们具有非凡的实验前景，而且曾是美国国家肿瘤研究所的管理对象。许布纳有研发疫苗的雄心，他不仅是任务导向型研究理念的代表和特殊病毒癌症项目实体肿瘤病毒部门的负责人，还是美国国家肿瘤研究所管理团队的领导成员。

许布纳担心削减的预算会降低美国国家肿瘤研究所在研究癌症病毒方面追求"令人兴奋的发现"的能力[54]。直到20世纪60年代末，基础生物医学科学才取得成功，他向《美国大观杂志》(*Parade Magazine*)的记者解释道，这归功于"少数有远见的立法者的大力支持"，并没有来自"生物医学机构、科学家、教育工作者或实践者的帮助"。生物医学问题的解决方法是进一步接受大科学，但这与医学专家和科学家的意见相悖。他指责那些专家是"传统主义者"，"对大规模的'大型'科学缺乏信心"[55]。研究的发展需要更多的管理。

1970—1971年，在病毒研究方面，许布纳似乎获益良多。我们在第六章讨论过，他提出了病毒致癌基因理论，也发现了逆转录酶，这些似乎有力地反驳了癌症管理反对者的观点：癌症很神秘，无法按时间表进行研究。在美国国家科学院的一次未来癌症研究规划研讨会上，许布纳和他的同事托达罗指出，癌症的生物学奥秘远比生物学家想象得简单[56]。特殊病毒癌症项目在癌症病毒研究方面的56项发现彰显了大规模研究的必要性和潜力。1971年夏天，众议院在讨论癌症管理局时，一群来自休斯敦安德森医学院肿瘤研究所(Houston's MD Anderson Hospital and Tumor Institute)受到特殊病毒癌症项目资助的研究人员宣布，他们从一名儿童肿瘤患者体内分离并培养出了一种RNA病毒，这些研究人员的领导者是里昂·德莫霍夫斯基(Leon Dmochowski)，他长期从事利用电子显微镜观察癌症病毒的工作。《洛杉矶时报》(*Los Angeles Times*)高度肯定了这一发现，称这是"迈向疫苗接种的一步"[57]。《华尔街日报》(*Wall Street Journal*)指出，虽然人类癌症病毒的发现已经成了癌症研究的"必杀技"，但得克萨斯研究人员的发现可能会让人们在"遥远的未来"研发出一种疫苗[58]。

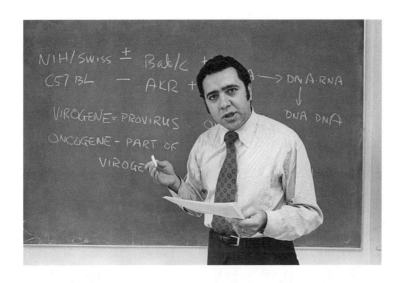

图7.2·乔治·托达罗,是许布纳特殊病毒癌症项目的合作者,在1971年《国家癌症法案》通过之前,向《医学世界新闻》(*Medical World News*)的读者解释了致癌基因理论。图片由乔治·塔姆斯拍摄,由休斯敦医学院-得克萨斯医学中心提供,被约翰·麦戈文用于历史研究收藏,经塔姆斯遗产许可使用。

　　这些研究结果使大家重新讨论了未来的癌症研究,尤其是对未来工作的规模和资源的重新考虑。《休斯敦纪事报》(*Houston Chronicle*)报道称,核实研究结果将耗资100万美元,"需要7500加仑(约为2.84万升)的人体癌细胞液体"。施皮格尔曼认为,如果有一个机构能够提供大量的病毒,打破单个实验室在生产病毒上的瓶颈,那么癌症病毒研究项目的数量"可以在一夜之间增加50倍"。即使是像伯格这样的分子生物学家也承认需要"建立一个为许多实验室提供资源的机构",并推测还可以"参照其他的'大型科学'项目" [59]。

　　1971年秋天,在众议院对国家癌症管理局的成立进行投票的前夕,人们对潜在的人类癌症病毒的兴趣达到了狂热的程度。研究人员打破了出版前的禁忌，在《自然》和《国家癌症研究所杂志》上发表文章，宣称发现了其他可能的人类癌症病毒。这是一个罕见的举动。美国国家肿瘤研究所考虑创办一个单独的杂志，该杂志能够快速出版癌症病毒研究方面的进展[60]。大量的宣传掩盖了很多负面结果，比如许布纳和美国国家肿瘤研究所的其他研究人员反驳德莫霍夫斯基的说法。许布纳敏锐地认识到，安德森小组发现的老鼠癌症病毒已经污染了他们培养的人类细胞[61]。

在发现人类癌症病毒的狂热氛围中，有些信息对公众产生了误导。这促使他们对20世纪早期有关职业操守和克制的担忧再度浮现。施皮格尔曼认为，他的实验室即将研发出一种诊断试验，用于检测母乳中是否存在人类乳腺癌病毒[62]。1971年10月，在美国国家科学院举办的新闻发布会上，许布纳和施皮格尔曼，支持特殊病毒癌症项目的科学家中杰出的两位，讨论了癌症病毒研究中DNA–RNA杂交的进展。许布纳问施皮格尔曼是否认为"这可能是发现癌症疫苗的地方"，施皮格尔曼对这个问题不置可否。但后来，他对有乳腺癌家族史的妇女的乳汁中"B型病毒"的高发率却提出了不同的看法。在随后的交流中，施皮格尔曼被问到这是否意味着有乳腺癌家族史的母亲不应该用自己的母乳喂养她们的孩子时，施皮格尔曼先是肯定了这个问题[这个常见的问题可以追溯到卢德维克·格罗斯（Ludwik Gross）的垂直传播理论][63]，随后又否认了。幸运的是，据《科学》杂志报道，在科学家和科学新闻媒体的种种限制下，施皮格尔曼的言论没有引起公众的"恐慌"[64]。

批评人士在批评该理论的过程中也将病毒研究倡导者的个人形象纳入其中，认为他们在向公众谈论癌症时未能保持得体的、克制的个人形象。1971年12月，在众议院对癌症管理局的成立投票前夕，《科学》杂志的记者尼古拉斯·韦德（Nicholas Wade）幽默地提醒受人尊敬的科学家们应该如何应对媒体。他回忆了20世纪20年代威廉·贾伊（William Gye）在报纸上刊登自己观察病毒时所受到的批评。他以施皮格尔曼在美国国家科学院所面临的困境为例，构造了一个虚假的故事，旺贡班德（Wangonband）教授在"复制结果核心"的新闻发布会上宣布，"与该研究所签署合同的五个研究小组"已经分离出"所谓的高贵病毒"，第一个是由"美狄亚考特尔博士"分离出来的。会议结束后，人们发现，"高贵病毒"源自旺贡班德教授自己的大脑。韦德在文章中的双关语（描述了一个追求地位的研究人员为了成为媒体名人而从事二流的癌症研究的故事）概括了许多学院派生物学家对癌症病毒研究的攻击：该研究过于强调速度，其倡导者不太尊重他们的同行，以及特殊病毒癌症项目的代表们乐于激起公众的抗癌希望[65]。然而，这些学术研究人员不能再左右癌症的政策机制。虽然那些同行评议制度的支持者坚决反对《国家癌症法案》，但最终，众议院还是在1971年12月10日通过了该法案，就在韦德发表其讽刺文章时[66]。

生物医学协议的分水岭

尼克松于1971年12月23日签署了《国家癌症法案》。美国国家肿瘤研究所的年度预算在接下来的两年里翻了两番，并且该研究所获得了在没有美国国家卫生研究院监督的情况下签订研究合同的权力。学术生物医学研究联盟成功地保住了美国国家肿瘤研究所在美国国家卫生研究院的地位，美国国家肿瘤研究所再次繁荣起来，该机构的主任直接向总统汇报，表明癌症是联邦生物医学政策研究的首要问题。新成立的国家癌症咨询委员会的成员均由总统直接任命，而不是癌症研究团体。国家癌症咨询委员会之上是总统癌症小组，其由三人组成，监督国家癌症方案规划（National Cancer Program Plan）的制定。美国国家肿瘤研究所的代理主任贝克，将国家癌症方案规划作为实现他的夙愿——建立管理生物医学研究的系统的契机。在美国国家肿瘤研究所的所有管理人员中，他与顾问小组的关系最为密切，因为该小组已经为癌症管理局制订了计划[67]。

　　1972年开始的抗癌战争，预示着整个生物医学协议的重新调整。虽然贝克反对顾问小组的说法，即美国国家肿瘤研究所没有连贯的研究组织计划，但他已经准备利用自己的权力和资源扩大对生物医学研究的把控。特殊病毒癌症项目被重组为病毒癌症项目（Virus Cancer Program），为今后的研究工作提供了雏形。对于贝克和他在美国国家肿瘤研究所的继任者来说，病毒癌症项目提供了管理生物学研究的可能性，特别是以许布纳致癌基因理论为中心的相关发现。这种研究方法反驳了分子生物学家的观点，即他们不仅认为癌症是一种难以治愈的复杂性疾病，而且认为纯粹的生物学研究不应该用于治疗。现在，贝克有足够的资源和管理结构来实现生物医学研究的新想法。

　　然而，对于那些与美国国家肿瘤研究所的制度紧密联系的分子生物学家来说，病毒癌症项目对他们独立寻求知识的创造性想法构成了威胁。他们的研究转向了动物细胞，生物医学协议也对此做出了改变，唤起了分子生物学家对集体利益的关注；但面对大众对任务导向型研究的热情，他们却无法保护这些利益。两者之间的冲突不断出现，一方面，表明癌症生物学的复杂性及对合适的管理方法的探索；另一方面，这实际上是一场辩论，即癌症之战中，未来的生物医学研究体系会支持什么。在这场辩论中，病毒癌症项目的合同制度成为分子生物学群体的关注重点，他们试图阻止政府将其干预范围扩展到整个生物医学研究领域。

第八章

分子生物学对抗癌战争的抵制

联邦政府为麻省理工学院的新癌症研究中心（Center for Cancer Research）提供了资助，让它建造了西利马德大楼。1975年3月，在该楼的落成典礼上，分子生物学抗癌大使沃森发表了讲话。美国国家肿瘤研究所在全国范围内资助了几家癌症研究中心，新癌症研究中心便是其中之一，目的是通过研究分子生物学来治疗癌症[1]。大家认为，这为沃森提供了一个好机会，能够让分子生物学涉足癌症研究领域。美国国家肿瘤研究所已经为冷泉港实验室提供了类似的支持，该实验室是一个分子生物学中心，归沃森领导。沃森与大家的看法相反，他认为大多数癌症研究都是"知识的坟墓"。与人类癌症研究相比，分子生物学和"非临床学术团体"应该得到更多的支持。沃森继续说道，就像向贫困宣战一样，现在人们该考虑抗癌战争的目标设置是否合理。虽然，公众对治愈癌症的"永久热情"的回报可能是"成堆的软钱"，但该工作牺牲了细胞分子研究的"完整性"，"如果我们的心情随着是否能发现癌症病毒或得到癌症疫苗而起起落落……那么我们就有麻烦了，整个群体都有大麻烦了"[2]。

沃森的评论表明，国家的抗癌战争是分子生物学和医学发生重大变化的起点。1971年，《国家癌症法案》的通过加剧了20世纪70年代一直积聚在生物医学研究组织中的矛盾。尤其是癌症病毒研究工作的管理过程中出现了一种现象，并且这一现象通常会被美国政治历史学者观察到，却易被科学家和医学历史学家忽略：政府干预的成败不仅反映了立法者或管理员的态度，还反映了政策中被管理者的想法。国家设定的目标可能与项目制定者的目标完全不同[3]。但是，与联邦政府在美国经济和社会生活其他方面的干预不同，对癌症研究的干预突出了干预对象——生物医学研究人员和其他癌症专家——也是联邦政府认为的研究癌症问题的专家群体。

由于这种独特的干预方式,分子生物学家形成了利益共同体,将癌症作为分子生物学的研究目标,以此来捍卫该学科的未来[4]。生物学家、临床医生和癌症研究管理者通过立法倡议、公众证词、重塑生物医学研究的政治科学文化,来赋予(或否定)政府指挥其工作的合法性[5],特别是通过强调科学研究的不可预测性和癌症的神秘性,促使美国国家卫生研究院通过拨款机制对其进行资助,该机构的科学家依然进行着独立的研究。与此同时,他们阻拦通过合同制度来管理或计划生物医学研究的应用,因为这些危及了科学家的自主权。

应对抗癌战争的实践表明国家政策的执行程度取决于个人的专门知识和公共知识。具体来说,分子生物学家利用他们在抗癌战争中所处的地位,来限制国家对其实验室和工作的干预。癌症病毒研究不仅与分子生物学的发展密切相关,还与贝克等人在美国国家肿瘤研究所的生物医学管理理论密切相关,与此同时,癌症病毒研究也是这些研究工作的重点。一开始,分子生物学家自诩生物医学专家。他们对癌症的本质提出了权威性的意见,而这些观点可能会引导政府的工作方向,尤其是支持"癌症很复杂,是无法治愈的"这一观点。但是后来,他们发现政府部门的立法者和癌症研究的管理者都不愿意接受这种说法,分子生物学家转向政府外部进行抗议。如果不能拒绝公众对他们履行生物医学协议改善人类福利的承诺的要求,他们就会抵御政府干预,拒绝美国国家肿瘤研究所管理分子生物学的观点。他们很快认识到,利用官僚机构是达成该目标的最有效手段。在"津德尔报告"的创建和讨论过程中,该想法表现得尤为明显,"津德尔报告"延缓并逆转了政府试图管理癌症研究的过程。

分子生物学的身份

公众认为现在应该加速推进对癌症病毒的研究了，许布纳和施米特对此做出了回应。那些反对政府干预的人起初认为，通过病毒研究，政府应该意识到生物医学研究不适用于任务导向型研究。沃森就是那些反对者的发言人——身份独特而且言辞犀利。1960年早期，沃森试图在哈佛大学生物学系建立分子生物学；1968年，他成为冷泉港实验室的实验生物学管理者，该实验室成立于20世纪初，用于遗传学研究，该研究与优生学研究相似。沃森首先把实验室的研究重点放在癌症病毒上，尤其是DNA肿瘤病毒。这种重新定位不仅反映了他的学术历程，而且反映了他通过吸引大量指定用于癌症研究的资金来挽救实验室岌岌可危的财政状况所做的努力[6]。

沃森需要政府的资助，同时还要面对公众的问责，但他在这种情况下依然泰然自若，用其他基础研究者也会使用的解释方法阐述了癌症问题。对沃森来说，通过生物学角度来理解癌症固然重要，但不可能在短时间内就从这项研究中获得治疗回报。他断言："大多数真心研究癌症问题的人都认为短期内无法解决它。"他还警告道，过分强调癌症的治疗，会造成生物学研究发展的不平衡。沃森声称，对癌症治疗研究的兴趣将导致劣质科研，"甚至许多其他科学分支"被"削减到它们的生存极限"。他认为，与专注于癌症治疗研究相比，致癌分子机制的研究可能会取得更大的成果[7]。他在主张降低预期的同时，承诺分子生物学的发展将会在遥远的未来提供治疗回报，目的是为分子生物学的发展创造空间，远离外界干扰。

科学家常常以癌症的神秘性和复杂性为借口拒绝科研管理。1971年夏天,剑桥大学爆发了大规模的反对抗癌战争的活动,麻省理工学院的巴尔的摩(他和特明同时发现了逆转录酶,并因此成为后来的诺贝尔奖得主)向众议院作证说:"总体来说,癌症仍然是个谜。"他认为,要想获得研究进展,就必须进行"广泛的基础研究"。巴尔的摩提醒众议院的代表们,他能投身于自己的研究工作,并不是因为他对癌症有直接的兴趣。他对逆转录酶的研究源于他对脊髓灰质炎病毒的兴趣,并在研究过程中得到了国家过敏和传染病研究所的资助。他坚持认为,许多癌症病毒研究可以通过拨款和同行评议来获得成果,而不是"行政管理"[8]。在巴尔的摩的证词中,他省略了部分言语,未提及自己曾参加过特殊病毒癌症项目,该项目为他提供了大量的小鼠乳腺肿瘤病毒,正是由于在此处积累的经验,才使他在观察到另一种病毒后能分离出逆转录酶[9]。事实上,此处的省略反映了分子生物学家是如何将他们研究领域的某些细节最小化,以突出个体的独立性,而不去强调基础设施所提供的帮助。

1971年12月,在众议院对《国家癌症法案》进行投票表决前不久,《科学》杂志发表了一篇关于特殊病毒白血病项目的长篇报告,这篇报告认为该项目为今后癌症研究的管理提供了模板。文章引用匿名消息抨击了美国国家肿瘤研究所对癌症病毒研究的管理。认为研究没有"知识基础","一些生物学家"对"登月式的管理方法持反对态度……强调人类癌症病毒的发现成了政治目标"。该计划对资金的控制也令人恼火,特殊病毒白血病项目的主要管理者拥有"太多的权力",该项目不能像其他的研究项目一样,"多方权力相互制衡"。研究所之外的科学家在合同的批准过程中只不过是"马后炮",这种关注对获取"癌症和细胞生物学基础方面的知识"并无裨益。这篇文章最后总结道:"许多生物学家认为,应该从长远的角度来看待癌症研究。[10]"虽然沃森和其他分子生物学家一样，都认为管理癌症研究的想法并不成熟，但依然无法阻止《国家癌症法案》的通过。

抗癌战争期间病毒研究的管理

随着《国家癌症法案》的通过，贝克和他在美国国家肿瘤研究所的工作人员已经制定好了管理要求。癌症病毒的研究为癌症研究的管理提供了一个模板，在贝克看来，美国国家肿瘤研究所是将管理技术和系统分析应用于生物医学研究项目的"先驱者"。通过对特殊病毒白血病项目的管理，美国国家肿瘤研究所培养了一批能够在癌症研究中担当大任的骨干人员。贝克设想了一种完全不同于同行评议制度的管理体系："主要的决策和资源分配要集中起来，但详细的决策和审查工作还是要分开进行。基于这些原因，为了充分提高癌症研发管理人员的效率，许多后勤工作需要通过主承包商完成，主承包商将管理项目的各个部分及负责具体分配工作。[11]"规划研究可能是种令人兴奋的尝试，贝克的副手路易斯·卡雷塞（Louis Carrese）专注于规划的创意流程。小组成员进行了"3到4周，每天10到14小时"的会议。在绘制新的研究路线时，他们认为最好能让研究团队"完全从日常工作中解脱出来"[12]。甚至在法案通过之前，美国国家肿瘤研究所在北弗吉尼亚召集了数百名癌症研究人员，以确定可以用于研究的线索[13]。其中一些线索为病毒癌症项目（特殊病毒癌症项目的升级版）提供了基础。

随着癌症研究的快速发展，实验室空间逐渐变得拥挤，因此，病毒癌症项目在贝塞斯达美国国家肿瘤研究所总部附近的几个私人承包商的设施中建立了实验室。1976年,病毒癌症项目的办公人员入驻梅洛伊实验室、微生物协会、弗洛实验室以及马里兰和弗吉尼亚地区的其他机构[14]。合同制度预示着美国国家肿瘤研究所将重新分配资源[15]。病毒癌症项目再一次对签订合同的学术研究人员进行了监督,癌症病毒研究的另一个显著特征是承包商中既有商业机构又有学术机构[16]。美国国家肿瘤研究所在《商业日报》(*Commerce Business Daily*)而不是《科学》等学术刊物上刊登合同广告,这加深了大家的印象,即学术研究机构可能会被商业机构取代[17]。病毒癌症项目在宾夕法尼亚州的好时公司建立了一套新的会议系统,该系统将这些独立的小组聚集在一起。这表明新的商业机构、研究团体可能会取代癌症病毒学领域的学术型分子生物学家[18]。将德特里克堡生物战实验室改为弗雷德里克癌症研究中心,就是一个突出的案例[19]。

病毒癌症项目利用私人承包商"掏空了"政府官僚机构的腰包,尼克松也用同样的方法从联邦政府内部的利益集团手中夺取了国内政策的控制权[20]。1972年,尼克松连任后,把注意力转向了科学研究。他的首要目标是整顿卫生、教育及福利部,其中就包括美国国家肿瘤研究所[21]。他要求辞退卫生、教育及福利部的2000名雇员,并任命一位新的白宫科学顾问,合并科学技术局和国家科学基金会。1973年4月,管理和预算办公室提议,用合同制度取代美国国家卫生研究院的同行评议制度[22]。

对于与该政策有关的学术型生物学家来说,尼克松政府的改变预示着联邦政府在资助生物医学研究方面所发生的结构性转变。1974年,白宫为美国国家卫生研究院提出的预算并没有跑赢通货膨胀,未能满足大多数的研究项目,但它为合同筹集资金的速度是传统拨款制度的3倍。在美国实验生物学协会联合会的年会上,一位发言人说,这些趋势表明,联邦政府的资助对象开始从大学转向私人组织。根据合同制度，人们把贝塞斯达70号高速公路的周边地区称为"128号生物公路"，这对波士顿郊外的大量承包商来说是一种贬义词。这位研究人员继续说，使用合同制度可能会改变科学家（那些依赖政府拨款的科学家）的"忠诚度"，"并破坏他们以发现为导向的研究承诺，这些研究往往需要更多的耐心、系统的实验及多次可能的失败"。然而，科学界似乎无法遏制这种趋势，当生物医学研究人员呼吁全国人民进行抗议时，只收到了503封信[23]。

分子生物学的反战时刻

1973年，美国生物医学研究的未来似乎悬而未决。虽然生物医学研究群体受益于生物医学协议，但它不能清楚地定义他们的政治地位。生物医学研究人员努力将他们的恐惧转化为政治语言，但是，他们却向社会主义集权求助，抵制这位反共产主义总统的行动。凯斯西储大学生物化学系的教授警告玛丽，尼克松的集权方式表明，美国即将开始向"欧洲模式"——中央集权管理的黑暗转变，这将扼杀美国"支持民主扩散"的相关创新[24]。另一个生物化学家惋惜道，公众对"任务导向型研究"的需求影响了生物医学界的组织能力。政府对这种结构的强化将导致"极端控制"的产生[25]。然而白宫对此并不赞同，认为是"过多的有能之士"减少了对广泛的研究基础的需求，应该使这些研究人员独立起来，不再依赖联邦政府[26]。然而，20世纪70年代初的经济衰退减少了学术研究经费的其他来源，扩大了尼克松政府对美国国家肿瘤研究所预算变化的影响[27]。

然而,学术研究人员的数量太少,而且他们集中在国家的特定地区,因此,无法像20世纪40年代末,内科医生反对杜鲁门总统的国民健康保险计划那样,发起一场大规模的反对运动[28]。他们对美国实验生物学协会联合会提出的抗议所做的断断续续的回应显示了这一点。为了塑造联邦政府的政策,他们需要找到新的有影响力的手段。尼克松政府的做法引起了激烈的辩论,为1974年《国家癌症法案》的重新授权带来了紧迫感。虽然抗癌战争加强了政府的指挥和控制能力,但它也为分子生物学家提供了抵制中央集权的新途径。分子生物学家意识到,他们的抗议(来自抗癌战争计划机制外的抗议)迄今为止还没有达到目的。然而,这些抗议活动又促使一些新的抵制机会不断产生。1972年,沃森被邀请加入国家癌症咨询委员会。从这一点来看,他能够改变美国国家肿瘤研究所的分子生物学家所面临的指责现状[29]。

分子生物学家影响了生物医学学术界对美国国家肿瘤研究所的看法。沃森承认,必须有新的组织机构来处理生物医学研究。它的未来发展与物理学类似:"大型团队"动用数百万美元的预算,并认为"生物学的发展日新月异"。与反共产主义的指责一致,沃森认为不能期望这些新组织机构实现"大跃进"[30]。他指责尼克松的卫生政策使人"在美国历史上第一次联想到政治委员的形象",并敦促"大学里的科学家"和"有能力的人"联合起来,推进和进行以细胞和分子生物学为主的"高能癌症研究"[31]。沃森将政府官员比作"阻止为国家癌症计划注入新鲜血液的政治黑客"[32]。沃森对越南战争持反对态度,不赞同美国国会议员"立即取胜"的想法[33]。他在陈述中使用各种政治隐喻来反对这一观点,即每个分子生物学家的工作都要服从美国国家肿瘤研究所的管理。

对于分子生物学家和美国国家肿瘤研究所来说,病毒研究确保了抗癌战争的合法性。贝克性格鲜明，但对自己的观点缺乏自信，抗癌联盟中的其他成员并不喜欢他，他担任美国国家肿瘤研究所主任的时间也很短[34]。1972年，弗兰克·劳舍尔（Frank Rauscher）取代了他的位置。劳舍尔是一位小鼠病毒学家，也是特殊病毒白血病项目中的一员。劳舍尔每天疲于应对国家癌症计划中关于病毒研究的指责，他需要国家癌症咨询委员会再任命一个审查委员会。劳舍尔催促病毒癌症项目的负责人，让他"做好一切准备"[35]。虽然这一举动看似满足了董事会的要求，但劳舍尔知道，他作为美国国家肿瘤研究所的主任，对委员会的调查结果拥有最终决定权，这点很重要，因为他觉得委员会会对该项目做出严厉的判决[36]。

沃森是国家癌症咨询委员会的成员，因此不能再进入审查委员会，但推荐了备受尊敬的细菌转导现象的发现者、噬菌体研究专家诺顿·津德尔（Norton Zinder）来代替他。津德尔是洛克菲勒大学的教授。他已经下定决心去维护分子生物学在基础研究领域的利益。1966年，他获得了美国国家科学院分子生物学奖，该奖项只有沃森和乔舒亚·莱德伯格（Joshua Lederberg）等少数几个分子生物学家获得过，随后，他们就开始为分子生物学代言，作为公众人物参与到有关医学和生物战的辩论中。津德尔以"直言不讳""打破旧习""敢说真话"而著称，这些特点使他成为抨击政府管理工作的最佳人选[37]。津德尔敏锐地意识到，他的使命在政治层面上是多么重要。作为审查的领导者，他的目标是缩减合同数量，同时在执行同行评议制度的情况下保证资助癌症研究的经费不会减少。他在给自己的信中写道："如果我成功了，这将是我对科学界做出的的最大贡献[38]。"

1973年夏天，"津德尔委员会"的审议为我们打开了一扇窗户，使我们得以窥视分子生物学文化是如何与反对国家管理的合法性结合在一起的。在6月8日的委员会开幕会议上，津德尔指出，由于"水门事件"，委员会开始质疑政府能力[39]。一名成员提议，委员会应该反驳行政当局提出的拨款制度是"铁饭碗"这一说法[40]。委员会的报告将捍卫"基础研究"的意义，同时避免让大家觉得它是在逃避履行合同研究的"责任"[41]。委员会对许布纳既是科学家又是管理者的身份很恼火。许布纳不仅倡导了《国家癌症法案》，而且在病毒癌症项目中也发挥了重要作用，他的身份一直都是科学工作者兼合同管理员。这体现了病毒癌症项目所追求的目标，即科学与管理的统一[42]。

一方面，许布纳似乎想拥有决定权，即谁能获得合同谁才能得到拨款，而不是同行评议制度中的那种现象，即人人享有政府拨款。一位生物化学家告诉委员会，虽然他们对与许布纳合作进行了投票，但"这并不一定意味着这些投票有什么意义，能对结果产生什么影响"[43]。另一方面，合同并没有大家想得那么难签。罗伯特·加洛（Robert Gallo）在从事人类白血病病毒的研究工作后，成为早期发现人类免疫缺陷病毒的科学家之一，他说："合同没有明确规定你该做什么……我认为可以和既定的人一起工作，就像拨款制度一样。"病毒癌症项目的顾问华莱士·罗（Wallace Rowe）坚决反对将管理与研究分离的观点："这是许布纳团队的全部职能。打算除掉许布纳吗？如果你将管理与研究分离，那就是要除掉许布纳。你的意思是，从事科学工作的人就不应该管理大笔资金。"[44]

1974年3月，津德尔提交了委员会报告，该报告强调了合同制度对分子生物学自主性研究的威胁。政府对病毒癌症项目的重视使得其他研究领域的研究项目都黯然失色。该项目能够在不进行同行评议的情况下选定癌症病毒的研究领域，在131项合同上累计花费了4200万美元，而美国国家卫生研究院的其他部门，在癌症病毒学领域2000多项通过同行评议的项目上才花费了5800万美元。津德尔意识到，不应该反驳任务导向型研究中治疗癌症的目标，于是他试图重新组织并利用那些在20世纪60年代以牺牲同行评审的研究为代价用于推行合同制度的想法和说法，该报告坚持认为，合同制度并没有为癌症研究提供统一的方法，而是将癌症研究分成了"不同的部分"，管理者和研究人员间存在利益冲突。病毒癌症项目本身"被夸大了""是多余的"，而且是"高投入、低产出"的研究——与10年前通过同行评议的项目相比[45]。相比之下，同行评议是由科学家把控的，而不是那些没有学术背景的病毒癌症项目官员[46]。津德尔建议取消病毒癌症项目的承包机构，并将其预算转用于拨款制度[47]。

后来有报道声称，津德尔委员会的报告对病毒癌症项目产生了一定的打击，但其直接影响不大。劳舍尔具有敏锐的政治眼光，他未接受该建议。虽然这份报告被提交给了国家癌症咨询委员会，但美国国家肿瘤研究所从未正式发布过这份报告。国家咨询委员会的癌症小组根据报告的建议对病毒癌症项目进行了修改，其随后的分析既没有赞同减少合同数量也没有改变病毒癌症项目对人类癌症病毒的研究[48]。该小组委员会的三名成员之一、化疗专家霍华德·斯基珀（Howard Skipper）对津德尔委员会提出了尖锐的批评，指责"它没有花时间（深入地）研究病毒癌症项目的科学、实际进展，或缺乏对研究进展的了解……这是个关键问题，不是它喜欢谁或不喜欢谁，也不是谁有责任（权力）或者谁想要这种责任（权力）"[49]。癌症病毒研究合同的资金在1974年达到最高峰，在之后的几年开始下降[50]。在公共场合，劳舍尔可以忽略报告对合同的谴责，辩称卫生研究与生物学研究具有不同的特点，因此需要不同的管理机制[51]。

分子生物学和大生物学

由于缺乏足够的权力，分子生物学家无法改变抗癌战争的进程。然而，事实证明，他们非常善于利用津德尔的报告，实施游击战来减缓生物医学研究中推行合同制度的迅猛势头。他们在运动中详述了分子生物学的特点，并反驳了政府领导基础研究的合法性。病毒癌症项目"激烈"的反对者之一是沃森，他强调，针对病毒癌症项目的指责主要是由资源分配不均引起的："许多拥有共同目标的病毒学家……他们一旦进入病毒癌症项目中就会变得特别富有。然而和他们有同等能力的科学家，却都很穷[52]。"

其他的反对者明确指出，未来分子生物学研究的接班人存在数量和能力问题。癌症研究的兴起是以牺牲其他领域为代价的。逆转录酶的发现者特明尖锐地指出："用于癌症研究的才能和经费都被浪费了。"斯坦福大学的生物化学家科恩伯格未能在1967年说服议员相信他的研究结果的价值，再次指责癌症研究是低知识水平的工作，合同制度"缩小了研究范围"，"减少了主宰现代医学研究史的偶然发现的机会"。他继续说，"相对于其他研究领域，充裕的资金、唾手可得的工作和便利的设施……使得癌症项目吸引了很多学生、教师和机构的研究人员。这可能会扭曲他们的观点。"科恩伯格生动地描绘了一个反乌托邦式的未来："一流的细菌遗传学和病毒学研究人员既得不到美国国家卫生研究院的资助，也得不到大学的聘用，而这些对二流的癌症病毒研究人员来说却唾手可得[53]。"

津德尔委员会提供了进一步的证据，指责了病毒癌症项目的管理和《国家癌症法案》更新期间的抗癌战争，这些证据再次指责了管理人员，他们以牺牲科学为代价来充实自己。委员会的一名成员在向国家癌症咨询委员会提交报告之前，就把复印件交给了《科学》杂志的一名记者。这令劳舍尔非常失望，因为他试图控制委员会报告的分发工作。《科学》杂志的报道加剧了人们的担忧，即合同研究开创了一个"限制行业"。文章总结说，为了扩大合同制度的实行范围，这份报告最终会被搁置起来，政府并不会接受[54]。虽然津德尔认为，随着研究的进行，合同制度和拨款之间并没有区别，但也认为，合同中"指定的目标"并不适用于基础研究工作[55]。津德尔在接受《医学世界新闻》采访时表示，政府专注癌症研究的决策并没有错，但是"既然如此，当我们需要通过基础研究才能进行更深入的研究的时候，就应该让科学家来决定他们应该如何去做"[56]。

针对管理问题的讨论表明，美国国家肿瘤研究所中反对管理研究的科学家们已经成功地找到了一个反击点，那就是病毒癌症项目的有效性和项目中的专家在科学界的地位。病毒癌症项目管理工作的关键人员是合同专家，"他们在管理从事研究的科学家与管理机制之间架起了桥梁，这些管理机制是通过签订合同和监控财政来实现的"。通过"将科学与行政结合"，这些合同专家对项目的运作至关重要[57]。人们需要密切监控"快速发展"的研究项目[58]。美国国家肿瘤研究所长期以来一直无法招募到兼具管理技术能力的科学家。在20世纪60年代，美国国家卫生研究院的一次管理审查认为："许多具有项目管理技术能力的工作人员受其专业团体的激励，投身于个人研究而不是将这些才能'浪费'在事务管理上[59]。"

这种情况令人困惑，直到美国国家肿瘤研究所在招募分子生物学术专家时，才揭开这一谜题。津德尔在介绍他的报告时，强调了团体意见的重要性："在小群体的控制下，人们不可能在大规模的研究中取得高生产力。这会导致科学界变得冷漠，氛围紧张。[60]"这些科学家憎恨行政官员的权力及他们对自己职业身份的塑造方式。这种权力稍被使用，就会产生文化控制的污点。一位病毒学家刻薄地写道："应该由科学家来评判研究者的想法和研究方向，而不是管理者，管理者似乎把基础科学项目和科学家等同于给房屋刷漆和房屋刷漆工[61]。"

津德尔、沃森和其他人所引发的争论，成功地加深了分子生物学家和美国国家肿瘤研究所行政机构的文化分歧。癌症研究的一项调查揭示了这些显著差异，在那些通过同行评议获得拨款的人里，76%的人支持减少合同，只有28%的人签订了合同[62]。劳舍尔承认，尽管美国国家肿瘤研究所的科研资金充裕，但其很难招聘到合同专家和其他行政人员[63]。原子能委员会的前任项目经理罗伯特·斯威克（Robert Sweek）曾在1971年参与过战胜癌症顾问小组的工作，这次经历激起了他管理生物医学研究的兴趣，随后他就到美利坚大学攻读公共管理博士学位。他的毕业论文研究了国家癌症计划的实施情况。最后，斯威克的结论是，抗癌战争的管理问题源于生物医学界人员的抵制，他们抵制对技术上合格的"大型生物医学项目"管理人才的培训。根据他对生物学家和物理学家的调查，他认为"这两个群体的哲学理念完全不同"。物理学家的哲学理念是"项目导向型"，而生物学家则反对管理，支持独立自主的"基础"研究[64]。他总结道，与其说是"谁都不知道如何进行大规模的癌症研究"，不如说是分子生物学家成功地避开了大规模的癌症研究[65]。

学术型生物学家拒绝加入华盛顿的管理机构，使得美国国家肿瘤研究所无法获得该领域的相关知识，削弱了它管理及指挥生物学研究的能力[66]。美国国家卫生研究院的一份内部审查报告记录了缺乏生物学知识的后果，报告指出，美国国家肿瘤研究所的合同对承包商的实验报告要求非常模糊和不确定[67]。具有讽刺意味的是，那些按合同工作的人往往比依赖拨款工作的人有更大的自主权。一位研究人员报告说，在他研究人类疱疹病毒4型期间，"从来没有感觉到病毒癌症项目试图指挥我们的研究。相反，我们感受到了它对我们工作的大力支持……并获得了与其他研究者交流的机会"[68]。

分子生物学诞生于国家动员的大背景下，秉承小规模研究和自由意志主义精神，这与工程和物理科学不同。在不断的斗争过程中，分子生物学家认识到该团体的集体利益，并将自由的政治价值和复杂的生物主张融合在一起，来抵制政府权力的扩张，即使他们仍然依赖它。为了达到目的，他们开始发动民众抗议，并对相关专家进行指责，但以失败告终。后来他们发现，可以通过控制自己研究领域的知识流动来抑制病毒癌症项目管理者的野心。他们对联邦政府持悲观态度，著名的信使RNA研究专家、生物化学家阿瑟·帕迪（Arthur Pardee）写信给施米特，指责美国国家肿瘤研究所没有向个别科学家提供资助来支持"创新性、基础性的癌症研究"。帕迪认为，"原始研究是探索，而不是工程……我认为美国纳税人的钱不应该花在研究少数的二流问题上，为了研究这些问题，政府又雇用了许多三流的研究人员，还使用由一群技术员提供的合同"。然而，帕迪的信中还有一个令人吃惊的推测："虽然还没有看到津德尔的报告，但我怀疑他在报告中指责了这个问题（你能给我发个副本吗？）。[69]"

抵制抗癌战争的过程阐述了一个观点，即基础研究是以自由和意外发现为特点的，这促使了生物医学协议的重新协商。斯隆-凯特琳癌症中心的主席在《国家癌症法案》五周年纪念日的会议上总结道，"对于那些看似不相关的信息，它们之间是靠直觉联系的，比如，科学家们在上班的路上被卡车撞了，这种突如其来的、势不可挡的情况让他们非常担心世界的命运将会如何。这些事情发生在每个人的脑海里,无法被编程或计划"[70]。1976年,国会生物医学研究小组认为,基础研究和应用研究主要是根据它们的不确定性程度和确定性程度来被划分的。两者的管理方法是"截然不同的"。该小组认为,那些"存在高度不确定性的问题"并不适用于严格的组织时间表[71]。癌症的复杂性和科学家要求的自主性研究之间是存在联系的。1976年,沃森在《基因的分子生物学》一书中的癌症病毒篇里警告大家:"无论我们的想法多么完美,无论我们为应急项目投入多少资金,真核细胞固有的复杂性仍然远远超出我们的想象。因此,我们应该设定适当的研究目标[72]。"

生物医学协议的分水岭

抗癌战争和消除贫困斗争一样,都是联邦政府进入美国社会的标志。20世纪70年代末,人们对政府指挥生物医学研究的信心急速下降,其下降速度几乎等同于20世纪60年代末对政府指挥生物医学研究信心的增长速度。病毒癌症项目反映了这一现象,由于未能发现人类癌症病毒,该项目于1978年突然关闭。导致病毒癌症项目失败的原因非常偶然。"水门事件"后,尼克松总统于1974年辞职,这名中央集权的热心支持者离开了白宫。在抗癌战争中,劳舍尔和施米特是颇有权势的科研成员,但他们缺乏管理的智慧(或韧性),无法全面实施并捍卫该计划最初设定的管理目标。许布纳是病毒癌症项目中最有活力、最善于表达的管理者,但随着肩负的责任越来越重,他患上了阿尔茨海默病[73]。20世纪70年代末,这些因素减弱了生物医学研究管理的势头。

抗癌战争所引发的文化转变,再加上20世纪70年代中期,美国国家卫生研究院重组DNA技术监管所引发的争议引起了人们对政府干预分子生物学领域研究合理性的质疑[74]。许多科学家开始戴着面具生活,虽然在公共场合宣称自己的工作可能会促进癌症治疗的探索,但私下却承认,这只是为了获得科研资金[75]。分子生物学家是癌症研究方面的权威人士,认为癌症的复杂性是病毒癌症项目及其他指挥生物医学研究工作回报较少的原因。

科学发展表明,人们即使对癌症疫苗的研发仍抱有希望,但也对管理科学研究抱有疑虑。当病毒癌症项目结束时,在其他部门工作的病毒学家和流行病学家即将证明乙肝病毒感染与肝癌之间的联系[76]。然而,当美国国家肿瘤研究所准备在20世纪80年代早期成立一个乙型肝炎病毒特别工作组时,一位分子病毒学家重复了津德尔的指责,痛斥他们利用合同方式来吸引那些对癌症研究感兴趣的研究人员。他们并不是被项目"本身的挑战"吸引,而是为了"广告中的资金"[77]。作者哈罗德·瓦姆斯(Harold Varmus),无论他是否有意,事实上都是受到了美国国家卫生研究院资金的吸引,才进入癌症病毒研究领域的。他在加州大学旧金山分校实验室的工作,将在第九章中提到,证明了实验室的意外发现在国家规划中所发挥的巨大作用。

第九章

西海岸逆转录病毒的研究热潮及致癌基因的发现

1970年夏天，关于抗癌方案的争论在全国范围内愈演愈烈，这时特明在冷泉港实验室的动物病毒学暑期课程上做了一场关于逆转录病毒的演讲。在过去的10年，特明一直孤身致力于劳斯肉瘤病毒复制的研究。它是一种RNA肿瘤病毒，也被称为"逆转录病毒"。特明在演讲时开玩笑说，如果有15个人在课程结束时能认识逆转录病毒，他就让世界上了解这种病毒的科学家的数量翻了一番[1]。到1974年，约有450名科学家参加了冷泉港实验室的肿瘤病毒会议，这场会议主要讨论了逆转录病毒[2]。这段时间发生了什么变化？ 1970年，特明和麻省理工学院的病毒学家巴尔的摩发现了逆转录酶，它可以让逆转录病毒改变细胞的DNA。正如在第六章中所讨论的那样，这一发现促使美国国家肿瘤研究所不断努力，去证明逆转录病毒是人类癌症病毒起源的关键因素。在抗癌斗争中，美国国家肿瘤研究所以逆转录病毒和分子致癌基因理论为中心，使其成为热门领域[3]。

1976年，旧金山加利福尼亚大学的两位科学家——迈克尔·毕晓普（Michael Bishop）和哈罗德·瓦姆斯（Harold Varmus）加入逆转录病毒研究这一热门领域中，并证明了病毒致癌基因SRC基因存在于许多正常细胞中。这标志着整个细胞生长和发育的分子化研究迈出了决定性的一步[4]。毕晓普和瓦姆斯于1989年获得了诺贝尔医学奖，同时诺贝尔大会表扬了他们的工作，因为他们证明了癌症是不会传染的。他们的研究证明了遗传物质的改变是造成癌症的基础，这是分子生物学家从外部到内部研究癌症的转折点[5]。在领奖时，瓦姆斯引用了巴尔的摩在1976年的诺贝尔奖获奖感言，感谢"这位病毒学家……可以看到他的宠物的所有分子"[6]。

得益于美国国家肿瘤研究所为抗癌战争及逆转录病毒研究而建立的物质和社会基础设施，研究者才能在分子水平上观察病毒。20世纪

70年代早期,毕晓普和瓦姆斯在旧金山实验室的研究成果也反映了物理学上一个广为人知的问题,即研究的对象越来越小(分子水平),所需的科研机构规模越来越大。为抗癌斗争所建立的基础设施使得科学家能够使用分子生物学方法进行研究,同时促使研究对象从细菌过渡到了高等生物。本书将在第十章讲解这些基础设施的其他方面,在毕晓普和瓦姆斯确定SRC基因属于癌基因家族的过程中,我将提供一个具体的例子来证明在获取癌症分子生物学知识时,物质及社会基础设施的重要性。

实验体系将抗癌战争中的基础设施与毕晓普和瓦姆斯实验室的操作联系在了一起。正如生物哲学家汉斯约里·莱因贝尔格(HansJörg Rheinberger)所述,实验体系是个将理论解释、技术、工具和研究对象组合在一起的科学工作单元,旨在提出问题,而不是给出答案。因为实验体系是围绕着问题组织起来的,所以其本质是不稳定的(由于研究对象的不确定)。实验者的目的是了解更多与研究对象有关的知识,并针对相关问题使用系统的方法和工具,从而在实验中了解研究对象。在实验体系中,没有哪个单独的实验能起到决定性作用,每个实验都是以前一个实验为基础的。实验往往充满了不确定性和模糊性,而不是可重复的,尤其是当新的研究对象出现时。用分子生物学家弗朗索瓦·雅各布(François Jacob)的话来说,"实验是创造未来的机器"[7]。

本章讲述了细胞癌基因理论的起源,从特殊病毒癌症项目到毕晓普和瓦姆斯在旧金山的实验实践。他们实验室为研究致癌基因所创建的实验体系为我们提供了一个视角,通过这个视角,我们可以探索抗癌战争的基础设施是如何帮助研究者在实验室探索分子生物学新知识的。许布纳对研究逆转录病毒和人类癌症之间的联系很感兴趣,而毕晓普和瓦姆斯则利用这一点汇集一系列社会、财政和物质资源来研究SRC基因。很少有专家支持该理论，但作为美国国家卫生研究院特殊病毒癌症项目的领导者，许布纳能够利用分子生物学家所憎恨的抗癌战争的特性（管理人员能够独立于同行评审，授予研究合同的能力），来促进逆转录酶病毒的研究。这为毕晓普和瓦姆斯研究SRC基因提供了支持，但并没有得到预期的实验结果。虽然许布纳将特殊病毒癌症项目的资源用于逆转录病毒研究，但当时他并没有打算揭示细胞癌基因，这些结果表明，实验体系的未来与其过去的物质和社会环境密切相关。

西海岸劳斯肉瘤病毒研究的社会基础设施

毕晓普和瓦姆斯是两位新研究人员，在特殊病毒癌症项目的吸引下，进入了逆转录病毒研究领域。一开始他们从事的并不是癌症病毒研究，当他们抵达旧金山时，召集了一群逆转录病毒研究人员对劳斯肉瘤病毒进行研究，并进展神速。这两位外来研究者能够如此顺利地研究劳斯肉瘤病毒说明了特殊病毒癌症项目为癌症病毒学所提供的社会基础设施的重要性。1969年，毕晓普和瓦姆斯都不是逆转录病毒研究领域优秀的候选者。两人都曾接受过临床医学而不是生物学方面的培训，越南战争将他们带进了生物医学研究领域。20世纪60年代，美国国家卫生研究院担心，那些优秀的医学院毕业生都去从事临床工作，从而没有人从事生物医学研究，于是采用征兵制度招募男性医生，让他们在贝塞斯达校区接受医学研究培训。卫生局局长和美国公共卫生署达成了一项协议，该协议规定可以将医生参与科研工作算作服兵役，美国国家卫生研究院每年可以为700名医生提供研究工作，使得他们都不用上战场[8]。1962年，毕晓普从哈佛大学医学院毕业，去美国国家卫生研究院研究关于脊髓灰质炎病毒的生物化学,从而避开了"美国军队的控制"[9]。他在那里学习了许多生物学课程及实验室研究方法——相当于博士课程[10]。

1968年,加州大学旧金山分校微生物和生物化学系给毕晓普发了工作邀请函,从此毕晓普进入了一个依靠联邦政府拨款的生物医学研究机构。加州大学旧金山分校成立于19世纪末,是加州大学伯克利分校(University of California, Berkeley)的附属医学院。它曾试图将旧金山的培训医院与伯克利的生物学和生物化学实验室联合起来。第二次世界大战后,加州大学旧金山分校独立了,并在旧金山设立了大学。然而,独立是其用很大的代价才换来的。大部分的生物学科的和生物化学学科的教师,连同他们的资源,都留在了久负盛名的伯克利分校。加州大学旧金山分校聘请了毕晓普和许多年轻教授来开展实验室生物医学的研究工作。毕晓普和学校其他年轻教授都没有受到科研机构的资助,而且新成立的加州大学旧金山分校也没有资金来资助生物学研究。因此,与那些成立较早、有研究资金的同行相比,加州大学旧金山分校的发展及其实验室工作的开展更依赖外部资助[11]。

毕晓普的学术生涯开始于20世纪60年代末,当时,联邦政府在生物医学研究上的资助停滞不前,正如第七章所述,这对他的研究工作产生了威胁。毕晓普虽然获得了脊髓灰质炎项目的拨款,但还是被癌症研究领域丰厚的科研经费吸引,并与加州大学旧金山分校的劳斯肉瘤病毒研究员沃伦·莱文森(Warren Levinson)建立了合作关系。他们认为,在研究劳斯肉瘤病毒的复制和感染细胞的转化时,以毕晓普丰富的生化经验为基础,他们能够取得一定的科研成果。但对于毕晓普来说,这只是从一种RNA病毒的生物化学研究转向了另一种RNA病毒的生物化学研究,并没有进入癌症研究领域[12]。

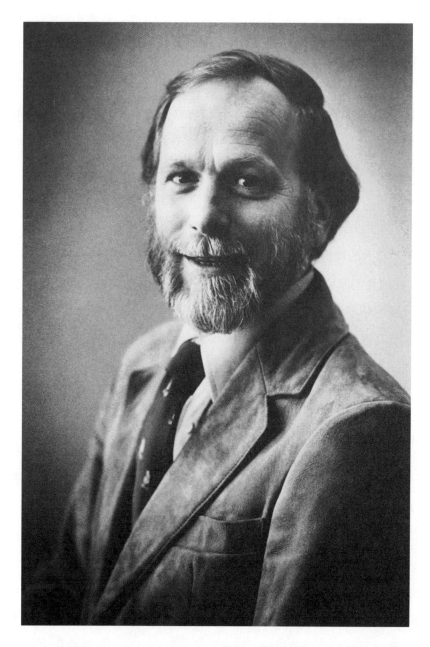

图9.1·照片上的人为迈克尔·毕晓普，拍摄于1984年。照片由通用汽车癌症研究基金会和美国国家肿瘤研究所提供。

1971年，毕晓普和莱文森联系了特殊病毒癌症项目，希望该项目能为他们提供科研经费，让他们对禽类肿瘤病毒中的逆转录酶进行研究。特殊病毒癌症项目经常签订数十万美元的合同，因此他们很乐意与毕晓普签订一份价值7.7万美元的合同，支持他在劳斯肉瘤病毒中纯化出逆转录酶，并在感染细胞中检测病毒特异性的RNA和DNA[13]。与该项目的其他合同相比，这笔科研经费数额并不大，但对毕晓普和莱文森来说，这是一笔很大的资助。资金很快就到位了。毕晓普比较了合同制度和拨款申请之间的巨大差异："资金充裕……从我们申请项目到签订合同……只有一个月，与拨款申请不同……后者要不断地修改、重写，耗时6—12个月[14]。"合同制度对于他们的研究意义非凡。例如，1971—1972年，他们研究劳斯肉瘤病毒的外部经费中，有85%来自特殊病毒癌症项目[15]。他们的研究重点与特明的不同，毕晓普和莱文森在申请第一笔科研经费时，费尽心思地避开了特明那些有争议的理论。他们认为，"在病毒基因组'整合'到宿主基因组（或遗传信息）之前，RNA肿瘤病毒就完成了细胞的转化"[16]。

瓦姆斯的研究工作也受到了越南战争的影响。瓦姆斯"强烈反对"战争，1968年，他从哥伦比亚大学内外科学院毕业后，选择在美国国家卫生研究院工作，以避免服兵役[17]。最初，他在美国国家卫生研究院研究细菌基因的调控，但很快就对利用RNA肿瘤病毒来研究癌症基因产生了兴趣。瓦姆斯在著名的索尔克研究所（Salk Institute）任博士后研究员时，曾试图研究这个项目，但研究所的领导是雷纳托·杜尔贝科，他的研究重点是DNA肿瘤病毒，因此并没有资助瓦姆斯。在参观旧金山海湾地区时，瓦姆斯首先去了伯克利，在那里他遇到了特明的前合作伙伴鲁宾，鲁宾让他去加州大学旧金山分校寻找潜在的合作者。瓦姆斯拜访了他们，"但对他们一无所知"[18]。当他知道这些潜在合作者都曾在美国国家卫生研究院工作过时，便放心了。此外，旧金山距内华达山脉只有几个小时的路程，那里可以徒步旅行、钓鱼。这对热衷于户外运动的瓦姆斯很有吸引力[19]。

美国国家卫生研究院的资助，不仅使毕晓普和瓦姆斯走到了一起，还形成了逆转录病毒的研究团体。在发现逆转录酶后，为了促进研究人员的交流，特殊病毒癌症项目建立了几个地区小组，太平洋肿瘤病毒小组便是其中之一，毕晓普和瓦姆斯就是该组的成员[20]。瓦姆斯称他们的劳斯肉瘤病毒研究小组为"西海岸肿瘤病毒合作社"。加州大学旧金山分校的毕晓普、莱文森和瓦姆斯，以及南加州大学的彼得·沃格特（Peter Vogt）和华盛顿大学的沃格特的前博士后研究员罗宾·韦斯（Robin Weiss）是团队的核心。后来，加州大学伯克利分校的生物化学家彼得·杜斯伯格（Peter Duesberg）也加入了他们的队伍[21]。1971年，在西海岸肿瘤病毒小组的帮助下，毕晓普、莱文森和瓦姆斯的实验室成为利用分子技术寻找细胞中SRC基因的研究中心。最初，毕晓普关注的是关于劳斯肉瘤病毒复制生化方面的研究，而现在，他和瓦姆斯试图检测感染的细胞中是否存在病毒基因。

在这个充满活力的逆转录病毒研究团队的帮助下，毕晓普和瓦姆斯将他们的研究重点从病毒学转向了遗传学。研究小组通常不能将各自的技术结合在一起。韦斯给旧金山的小组成员写信，信中暗示，当传统的病毒学家遇到分子生物学时，会采取防御态度："我希望你们投身于这次真诚、务实、理性的合作中……你很快就会明白，我分不清沃森和克里克……但话又说回来，你也分不清劳斯肉瘤病毒 α 型和 ω 型，你能吗？西海岸的病毒学家和生物化学家们，联合起来！提取出这些胚胎中的DNA，再让它们回到旧金山的培养箱里休息去吧！[22]"虽然韦斯在对劳斯肉瘤病毒突变株的研究过程中并没有掌握分子生物学术语，但是这个项目为这两个学科的合作提供了一个框架。

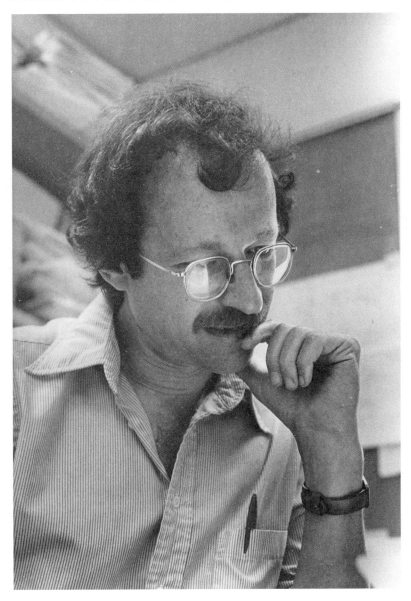

图9.2 ▸ 照片上的人为哈罗德·瓦姆斯。照片由珍妮特·弗里斯拍摄于1981年。

当开始寻找 SRC 基因时,毕晓普和瓦姆斯发现了一个单独的基因并从中受益。与分子生物学家不同,传统的病毒学家仍将基因视为描述遗传的抽象实体,而非 DNA 或 RNA 片段。在特明和鲁宾构建了劳斯肉瘤病毒复制体系后,其他病毒学家试图通过追踪后代的突变来绘制它的基因图谱。这与果蝇和许多其他物种基因图谱的绘制策略是一样的[23]。因此,特殊病毒癌症项目开始每年为沃格特提供 25 万美元(1971 年美元),让他生产劳斯肉瘤病毒突变株和对它们进行分类,并将这些突变株提供给其他实验室[24]。

沃格特把一些突变株寄给了以前的学生莱文森,莱文森与毕晓普和瓦姆斯共享了这些突变株。毕晓普和瓦姆斯又与一位博士后研究员斯蒂芬·马丁(Stephen Martin)共享了这些突变株,马丁在伯克利动物学系工作,由鲁宾监督管理。马丁收到的这些劳斯肉瘤病毒突变株非常特殊,它们对温度敏感,当培养温度在 41℃(鸡体内的平均温度)时,这些劳斯肉瘤病毒突变株会感染细胞,使细胞产生劳斯肉瘤病毒并且不会导致细胞转化;而当培养温度在 36℃时,这些劳斯肉瘤病毒突变株会感染细胞并导致细胞转化。对马丁来说,该发现表明劳斯肉瘤病毒基因组中负责感染细胞癌变的基因与负责病毒复制的基因是不同的[25]。

另一名小组成员杜斯伯格与马丁进行着相同的研究工作,他很快证明,马丁所提出的转化基因的确存在,正常株与突变株之间存在基因差异。虽然后来杜斯伯格因为否认艾滋病病毒(另一种逆转录病毒)和艾滋病之间的关系而名誉受损,但在 20 世纪 70 年代初,他是 RNA 病毒生物化学领域享有盛誉的专家,"是从事分子生物学研究的杰出人士之一"[26]。每年,特殊病毒癌症项目都会为杜斯伯格提供 15 万美元的研究经费,让他利用自己的技术来探索马丁那些劳斯肉瘤病毒突变株的基因组成[27]。杜斯伯格将突变株和正常株的RNA分解成片段，然后利用凝胶电泳仪来检测这些片段，凝胶电泳仪能够通过控制电荷的大小对RNA片段进行分类。该仪器的实验结果首次证明了劳斯肉瘤病毒的突变株和正常株在基因组上的区别：与正常株相比，突变株缺失了一段RNA片段。该结果也表明，肿瘤病毒的转化能力可能存在于一个可识别的单一基因中[28]。

杜斯伯格的研究结果表明，研究人员能够分离出转化基因的RNA片段。马丁和杜斯伯格利用放射性标记RNA，然后用电泳技术记录了劳斯肉瘤病毒正常株中存在而温敏突变株中缺失的RNA基因片段，还排除了劳斯肉瘤病毒正常株基因组中与病毒转化无关的RNA[29]。转化的劳斯肉瘤病毒基因被称为"SRC"基因，"SRC"是"肉瘤"的缩写。根据他们的实验结果，《自然》杂志的撰稿人预测，用不了多久，劳斯肉瘤病毒基因组中的转化基因就会从没有参与细胞转化的基因中被分离出来[30]。

虽然从理论上来讲，劳斯肉瘤病毒感染的原因是SRC基因拷贝到了细胞基因组上，但是想通过实验来证明这一点却是一项非常困难的工作。细胞基因组中的DNA数量远远超出了劳斯肉瘤病毒中RNA的数量，基因碎片的数量超出了杜斯伯格使用的电泳仪的承载量。毕晓普和瓦姆斯认为应该有其他方法来解决这个问题。虽然两人都不熟悉劳斯肉瘤病毒基因，但都熟悉DNA和RNA的杂交反应。特别是瓦姆斯，他在美国国家卫生研究院进行大肠杆菌基因的调控研究时，曾花了很多时间来研究杂交技术[31]。别人"抢先"发现逆转录酶的感觉一直萦绕着毕晓普，所以他特别热心地研究这种新方法[32]。

毕晓普和瓦姆斯打算用杂交反应来寻找SRC基因。对于分子生物学家来说，DNA–DNA杂交很容易理解：两条碱基互补的DNA单链结合在一起形成稳定的双螺旋结构[33]。虽然RNA通常以不稳定的单链形式存在，但如果一个双螺旋结构的DNA能够在适当的温度或化学条件下"解旋"，RNA的碱基也可以与DNA上互补的碱基配对。假设RNA SRC基因可以与受感染的鸡细胞内解旋的DNA片段进行杂交，那么该实验将证明受感染的细胞中存在SRC RNA的DNA类似物。然而，RNA–DNA杂交远比DNA–DNA杂交复杂，DNA单链更乐意自我配对和折叠，不想与RNA单链配对。即使改变条件促使DNA和RNA杂交，但最终的实验结果仍然值得怀疑[34]。对毕晓普和瓦姆斯来说，逆转录酶解决了这个问题。以与SRC基因相对应的RNA为模板，以含有放射性标记的碱基为底物，在逆转录酶的催化下，可以反转录出含有放射性标记的DNA。这种含有放射性标记的DNA分子比RNA更稳定，可以用于杂交实验。这与索尔克研究所开发的研究DNA肿瘤病毒的SV40杂交实验相类似[35]。

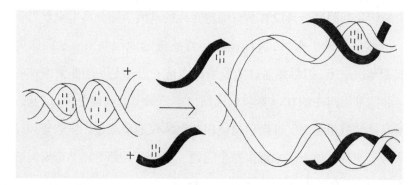

图9.3 · 该图为未知的DNA片段（白色）和已知的片段（黑色）间的杂交反应缩略图。DNA双螺旋结构随着温度或化学条件的变化解旋和聚合。这为不同序列片段的比较提供了一个非常准确的方法。单链DNA之间的氢键越强，互补碱基的数量就越多。如果研究人员要研究（黑）DNA或RNA片段，可以提前标记（如通过将放射性同位素掺入碱基对中），当原始的DNA螺旋结构被解开并断裂时，这个标记的片段可以作为探针（白色）。更多有关杂交反应原理的信息，请参阅本章的注释33。插图由史蒂文·帕顿绘制。

这个过程看似简单,实则需要大量的资源。特殊病毒癌症项目非常乐于提供这些资源,希望承包商中有人能够利用逆转录酶和DNA杂交技术发明出"一种极其灵敏的设备来检测逆转录病毒感染情况和引起人类癌症的病毒"[36]。虽然人们在1970年就发现了逆转录酶,而且理论上也已经证明,逆转录病毒可能会改变细胞基因组的DNA,但直到1972年还没有观察到这种实验现象。因此,许布纳和特殊病毒癌症项目实体瘤病毒部门的其他领导人的研究目标是,不仅要证明逆转录病毒基因能插入细胞,而且还要证明其插入后能够稳定遗传直到引发癌症。在遗传机制和生化水平上阐明SRC基因的特征将为致癌基因假说——病毒癌基因是否与癌症转变有关提供验证[37]。

抗癌战争期间的分子生物学研究

特殊病毒癌症项目为毕晓普和瓦姆斯的研究工作提供了稳定的赞助,加州大学旧金山分校的逆转录病毒小组成员开始扩大逆转录酶的研究规模,来为SRC基因探针的构建做准备。他们实验室需要大量的逆转录酶、劳斯肉瘤病毒和温敏劳斯肉瘤病毒突变株,这些需求超出了他们的生产能力。毕晓普和瓦姆斯的研究进展表明,抗癌战争创造了一种介于实验室和大科学之间的新型工作形式。他们实验室的研究发展和未来探针研究所取得的成果,充分说明了分子生物学中政治和实验体系的相互作用——研究对象越来越小,而科研机构的规模越来越大。该实验室的成功也有力地反击了津德尔和其他反对合同制度的人。

1971年底,毕晓普给许布纳写信说,"我们的主要问题是后勤"。虽然相关负责人员可以从特殊病毒癌症项目的承包商那里买到逆转录病毒和逆转录酶，但它们的纯度不够，不能用于敏感的杂交实验。而且，逆转录病毒小组进行的DNA杂交反应效率低下，"实验对病毒的需求远远超过了我们的生产能力"。虽然承包商不能提供合适的标准试剂，但特殊病毒癌症项目为毕晓普和瓦姆斯的实验室雇用了技术人员，购买了设备，将劳斯肉瘤病毒的产量提高了"10倍"。毕晓普在他的第一份报告中自信地断言，"无论有什么不便和困难……我们都打算继续制备生物试剂，这不仅节约了成本，还保证了质量，为实验设计带来了更高的灵活性"[38]。

一年后，毕晓普说，"我们仍然需要大量的病毒和各种类型的感染细胞。我们已经达到了生产的上限，除非大学为我们提供更大的实验室……目前，我们必须依赖劳斯肉瘤病毒的商业来源（大学实验室）来补充本地的病毒生产，并让合作者为我们提供目前实验室没有生产的材料"[39]。这是劳动密集型的工作，实验室成员需要培养200—300个病毒培养皿来为实验提供前体细胞[40]。然而，美国国家卫生研究院和美国癌症协会并没有资助劳斯肉瘤病毒研究所需的"纯化化合物"，但这些化合物又是实验的重要组成部分——这项工作由特殊病毒癌症项目及病毒癌症项目承担[41]。

实验室规模不断扩大，实验室的杂交反应技术越来越熟练。毕晓普和瓦姆斯通过这些实验发现，正常细胞中的病毒感染情况远超出了传统病毒学家的假设。他们通过杂交反应证明，"干净"的鸡胚胎中存在劳斯肉瘤病毒感染，这与抗体检测结果完全相反。然而，这种检测很不精确，不能确定未感染的细胞中是否存在劳斯肉瘤病毒的转化基因。从理论上来讲，通过杂交反应人们可在细胞中相应的cDNA（细胞DNA）里检测到合成的vDNA（病毒DNA）探针信号，然而在实践过程中，由于实验室制造的病毒探针存在方法问题，人们很难解释实验结果[42]。毕晓普和瓦姆斯不断调整实验技术，有时他们发现，一旦开发出更精确的DNA测定方法，细胞基因组中的病毒DNA数量就要大幅下调，有时要下调90%甚至更多[43]。

毕晓普和瓦姆斯并不清楚病毒DNA的合成过程中有多少SRC基因拷贝，也不知道是不是整个病毒基因组都参与了反应。而且，在每次实验过程中，时间的控制、cDNA含量的选择、杂交程度的衡量都没有明确的判断依据[44]。每当文章审稿人提出这些异议时，毕晓普和瓦姆斯总是回答：以自己丰富的实践经验为判定依据[45]。毕晓普和瓦姆斯认为，解决这些问题的唯一办法就是进行时间更长、费用更高的杂交试验[46]。

在病毒癌症项目的资助下，该实验室的成员都成了分子杂交实验领域的专家。由于实验室掌握了不同的核酸杂交技术，病毒癌症项目的主席称赞毕晓普–瓦姆斯实验室是"该项目中较好的实验室之一"。随后，他通过投票决定，每年给实验室提供的合同经费将由12.4万美元增加到20万美元[47]。在伯克利举行的太平洋肿瘤病毒小组会议上，毕晓普对人类胎盘中可能会有逆转录病毒的假设感到兴奋，他宣布，他的实验室已经开发出一种"高度灵敏的方法"，其能证明病毒基因组的一部分DNA序列与正常细胞基因组的一部分DNA序列是相同的[48]。实验室扩大了研究范围，开始研究小鼠逆转录病毒。1974年，在一份合同中，毕晓普半开玩笑地提到了实验室在杂交技术方面背负的恶名，写道，"用分子杂交（还有什么？）对细胞进行了检测"[49]。

随着研究的不断深入，毕晓普写道，"小规模"生产逆转录酶和单链病毒DNA探针已经"不再实用"。在探索"新方法"的过程中，使用过量病毒DNA使实验室已经相当可观的放射性同位素购买量增加了2倍。1972—1976年，实验室完全是在病毒癌症项目合同的资助下进行劳斯肉瘤病毒的研究和逆转录酶的纯化的。病毒癌症项目还为实验室购买了高速离心机和其他设备，这些资源进一步提高了实验室的研究能力。为了满足实验需求，实验室安排了全职技术人员进行探针合成，并充分证明了在病毒培养和酶纯化方面所投入的人力及物力资源的合理性[50]。

在SRC基因的研究过程中，毕晓普、瓦姆斯、莱文森和利昂·莱维敦（Leon Levintow）构成了一个紧密联系的跨学科研究团体。毕晓普解释说，该团体的研究工作构成了一个"知识整体，以一种环环相扣的方式进行实验"。共享资金和资源的情况，创造了一个"没有大学帮助"的自给自足的实验室。毕晓普发表了很多肯定合同制度的评论，虽然是为了提高实验经费，但特殊病毒癌症项目的资助为加州大学旧金山分校实验室带来了深远的影响。实验室有4位教授、15位博士后、很多研究生和10位后勤人员。实验室技术人员的研究工作为实验材料的大规模生产创造了条件，包括劳斯肉瘤病毒的纯化和鸡细胞的培养。他们与特殊病毒癌症项目签订的合同提供了实验室正常运转所需的大部分物资，比如更换超离心转子（实验室每年进行三次更换）、放射性同位素、分子杂交实验所需的精密加热器。这些都是不小的支出。生产杂交探针所用的放射性同位素每年要花费24250美元，这是实验室熟练技术人员工资的150%[51]。

毕晓普和瓦姆斯对SRC基因的研究依赖于抗癌战争为其提供的社会环境、物质、财力及基础设施。瓦姆斯与博士后同事拉码雷德·冈塔卡（Ramareddy Guntaka）打算将SRC基因从劳斯肉瘤病毒中分离出来，并将其作为杂交探针的基础。他们实验室首先利用电泳分离出劳斯肉瘤病毒中与SRC基因对应的RNA，然后利用逆转录酶得到SRC基因的vDNA拷贝。接下来他们将SRC基因的vDNA用于杂交反应，并证明在劳斯肉瘤病毒感染转化的细胞中存在与SRC基因对应的互补DNA片段[52]。冈塔卡开始准备合成SRC基因探针，但是，由于他手中已经有好几个项目了，所以这项工作落在了他的朋友、经常和他一起吃午饭的多米尼克·斯特赫林（Dominique Stehelin）身上。斯特赫林是一位来自法国的访问科学家，之前对劳斯肉瘤病毒RNA进行过研究，但工作陷入了停滞[53]。

合成探针需要汇集旧金山的全部资源。斯特赫林以冈塔卡实验停止的地方为起点，开始纯化劳斯肉瘤病毒突变株和正常株的RNA。实验室提供了一些完成这项任务所需的劳斯肉瘤病毒，但他也使用了南加州大学沃格特在病毒癌症项目的资助下生产和分类的温敏劳斯肉瘤病毒突变株[54]。斯特赫林以放射性同位素标记的碱基为底物，以劳斯肉瘤病毒正常株的RNA为模板，在逆转录酶的催化下，得到了带有放射性标记的病毒DNA拷贝，并将该病毒DNA与劳斯肉瘤病毒突变株的RNA混合。二者通过杂交反应，结合了所有的共同RNA，只留下与SRC基因对应的RNA，然后斯特赫林通过离心机和色谱法将它们分离出来。接下来，他以该RNA为模板，以带有放射性标记的碱基为底物，在逆转录酶的催化下，构建了一个带有放射性标记的DNA SRC基因探针。20世纪70年代早期，没有直接操纵基因的方法，所以，基因探针的制备方法完全值得在著名的《分子生物学杂志》（*Journal of Molecular Biology*）上发表[55]。这个探针能够证明许布纳的病毒致癌基因理论。随后，毕晓普和瓦姆斯很快就发现，它还能为癌症起源提供新思路。

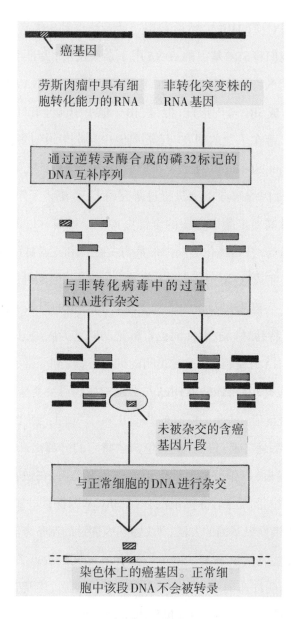

图9.4·詹姆斯·沃森于1976出版了第三版的《基因分子生物学》。该书解释了用劳斯肉瘤病毒突变株合成致癌基因探针的假设。该图强调了合成的概念,而不是合成探针的过程,即杂交、电泳和离心步骤。插图由史蒂文·帕顿绘制。

从外部敌人转为内部敌人

美国国家卫生研究院为了探索许布纳的逆转录病毒致癌基因理论，提出了细胞致癌基因理论——一个具有讽刺意味的副产品。毕晓普和瓦姆斯的实验结果，实际上是在校准这个副产品。设计实验体系的目的是确定"认知的事情"，即SRC基因存在于被劳斯肉瘤病毒感染的正常鸡细胞中。斯特赫林的首次实验，就已经证明SRC基因存在于那些被劳斯肉瘤病毒感染和转化的鸡细胞中，正如毕晓普、瓦姆斯和许布纳所怀疑的那样。随后，斯特赫林又进行了一项常规实验，用探针检测一组未被感染的鸡细胞。当时，参与劳斯肉瘤病毒杂交研究的人员认为，正常细胞中不存在劳斯肉瘤病毒的转化基因，因此探针在这些细胞中检测不到任何东西[56]。1974年10月，一个周六的晚上，斯特赫林在实验室里独自工作时，震惊地发现，未癌变的正常鸡细胞中也存在与劳斯肉瘤病毒SRC基因相对应的DNA序列[57]。

后来，分子生物学家宣布，发现了细胞SRC基因（或c-SRC基因，与劳斯肉瘤病毒中的SRC基因相区分）。这是一项革命性的发现，它将癌症的病因从外部转移到了内部，即细胞遗传学领域[58]。然后，人们又花费了一年半的时间来研究SRC基因，这个意外发现重新定位了癌症病因，将其从外部转向了内部。矛盾的是，加州大学旧金山分校小组为病毒SRC基因创造的杂交探针却在正常细胞中发现了SRC基因，并因此确定了癌症的病因。

1970—1975年，他们实验室的研究重点是提高病毒SRC基因探针的全面性和准确性，以确保SRC基因探针和他们想要识别的细胞DNA片段之间的特异性最高。他们通过免疫测试和其他生化反应来确定特异性，这些实验都非常精确。从这项工作来看，探针与非SRC基因DNA序列的最佳杂交条件不同。照此推测，越是细致地研究鸡SRC基因的差异，探针的有效性就会越低。这一发现对实验室研究人员来说是一个挑战，当他们试图在其他鸟类中定位c–SRC基因时，导致了一只鸸鹋的死亡。虽然实验室研究人员在其他鸟类的正常细胞中也发现了类似SRC基因的序列，但却没有用探针在哺乳动物中发现类似序列[59]。由于没有完全了解杂交反应的特异性，所以，人们并不清楚这是实验室探针的问题，还是哺乳动物本身就没有该基因。

毕晓普和瓦姆斯将进化时间和杂交的概念加入实验结果的解释中。许布纳的理论提出了一种可能性，即细胞在最初感染逆转录病毒后，携带逆转录病毒的基因能够遗传好几代。事实上，据许布纳和托达罗推测，"癌基因可能是脊椎动物细胞自然进化遗传过程中的重要组成部分"[60]。病毒癌症项目的领导层推测，在"进化的背景下"，癌基因"甚至可能为某一时期的原脊椎动物提供了一定的优势"。逆转录病毒致癌基因能整合到细胞中，以至于致癌基因能够一代代地"垂直"传播，而不是通过感染途径"水平"传播[61]。

威尔逊是加州大学伯克利分校分子进化新兴领域的领军人物。他用一种新方法来解释毕晓普和瓦姆斯的杂交实验结果。此前，毕晓普和瓦姆斯一直对探针和DNA样本间的部分杂交感到沮丧。但是，该现象却引起了分子进化论者威尔逊的兴趣。进化生物学一直试图构建不同物种之间的亲缘关系。生物学家的传统研究方法，是通过收集和比较不同标本的解剖学特征来确定它们的亲缘关系。从20世纪60年代初开始，一些分子生物学家认为，普通蛋白质（如血红蛋白）氨基酸序列的微小变化可以作为标记不同物种间差异的"分子钟"[62]。利用该方法，威尔逊提出,免疫学实验的蛋白质杂交也可以用来标记物种间的差异程度[63]。

毕晓普和瓦姆斯并没有关注他们实验中部分杂交的特点,而是从"探针的不精确"中找到了灵感。部分杂交是个不需要解决的问题,因为它可能是免疫检测的惯例;事实上,它是一种追踪基因历史的方法。继威尔逊的研究报道之后,毕晓普和瓦姆斯根据实验结果,对探针和c-SRC基因的杂交提出了新观点。SRC基因探针与正常鸡细胞的c-SRC基因杂交效果最好,但与其他物种的杂交效果不佳。这是由于劳斯肉瘤病毒的最佳宿主是鸡。毕晓普和瓦姆斯认为,杂交程度取决于其他物种与鸡的亲缘关系。例如,鸸鹋是一种"非常原始"的鸟类,它的杂交程度低于鹌鹑,而鹌鹑与鸡是近亲。根据亲缘关系越远则杂交程度越低的观点,细胞SRC基因似乎是由鸟类祖先传下来的,而劳斯肉瘤病毒是从现代鸡身上分离出来的。因此,SRC致癌基因的起源不是病毒而是细胞,它具有"一定的功能"。这表明不同的物种拥有共同的祖先,但它们位于系统进化树的不同位置[64]。

但是,这些研究结果只局限于鸟类。如果人们能在进化树的其他分枝上找到c-SRC基因的类似物,就更容易确定它在细胞中的起源。因此,实验室开始探索降低探针特异性的方法,来追踪遗传差异性。德博拉·斯佩克特(Deborah Spector)开发出了降低杂交反应特异性的化学技术。她是麻省理工学院巴尔的摩分校的一名博士后,1976年,在斯特赫林离开实验室后接替了他的工作。她在巴尔的摩实验室从事RNA的杂交实验,这为她调整SRC基因探针的特异性打下了良好的基础。斯佩克特虽然不能准确地说出探针与这些细胞基因组中的哪些序列进行了杂交,但可以通过一种进化模式,将c-SRC基因融入生物(从鸟类延伸到了其他脊椎动物,甚至是像海胆这样的无脊椎动物)中[65]。斯佩克特的研究依旧利用了病毒癌症项目的基础设施,由于放射性同位素的衰变,大约每月要准备两批新的SRC基因探针,以确保实验室研究的正常进行[66]。

由于在其他物种的细胞中也观察到了SRC基因,因此,毕晓普和瓦姆斯认为,逆转录病毒致癌基因起源于细胞,同时,也不需要解决基因的功能问题。韦斯是该小组的前成员,早在斯特赫林、毕晓普和瓦姆斯1976年为《自然》杂志撰写论文之前,曾警告说:"SRC基因在细胞发育中的作用尚不清楚。"他继续说,"分离SRC基因编码的癌蛋白为……一个主要的目标……这种蛋白质如何与宿主细胞相互作用是一个未知的问题。[67]" 1976年春天,巴尔的摩在获得诺贝尔奖时,强调了毕晓普和瓦姆斯的研究结果;但他认为"分离这些转化蛋白并阐明它们的作用机制……是目前癌症病毒学面临的挑战"。他在未感染细胞的病毒转化基因检测实验上遇到了困难。巴尔的摩问道:"这些看起来像病毒的基因有什么意义? [68]"

1982年,毕晓普和瓦姆斯出版了《肿瘤病毒分子生物学》(*The Molecular Biology of Tumor Viruses*)。他们在书中承认,"追踪c-Onc基因(细胞的原癌基因)的工具并不发达";但仍然有一个"合理的猜测",即细胞癌基因已经存在数百万年了[69]。该观点引起了细胞生物学的新问题。在假定存在共同的祖先使杂交探针产生了规律的数据的前提下,那么就强调了癌基因在正常细胞发育中所起到的作用,以及如何通过控制它来阻断癌变过程[70]。在该观点的影响下,分子生物学在接下来的10年里更深入地研究了细胞发育问题。

实验体系和意外发现

1989年,毕晓普和瓦姆斯获得诺贝尔奖,《科学》和美国其他新闻媒体为其送上了真挚的祝福,并高度赞扬他们的工作,认为c-SRC基因的发现是了解癌症生物起源的第一步,而且这些分子研究已经在癌症的临床诊断和治疗上发挥了作用[71]。但斯特赫林的想法则完全不同。毕晓普和瓦姆斯获奖的消息传出后,他登上了法国电视台,认为大会不应该将荣誉授予他们,因为正常细胞中存在致癌基因的关键实验是他完成的,且"自始至终"[72]。他于1976年在《自然》上发表了开创性论文,并且是第一作者,同时毕晓普和瓦姆斯也承认他参与了主要实验。诺贝尔奖之争并不是什么新鲜事,斯特赫林的抱怨也反映了几个世纪以来,许多"隐形技术人员"的感受,他们觉得自己的工作没有得到大众的认可[73]。

以前也发生过类似的事件,但科学媒体从来没有参与过,这次科学媒体参与了投诉过程。这反映了抗癌战争为分子生物学领域带来的变化。在19世纪50年代,人们很难将个体研究者与他或她的实验室工作区分开来。1989年,《自然》杂志的编辑约翰·马多克斯(John Maddox)发表了尖锐的意见。马多克斯认为,虽然斯特赫林可能是"实验的主要推手",但他如果"一直在其他实验室工作",就无法实现这些目标。马多克斯继续说道,即使斯特赫林从未去过旧金山,这些实验也极有可能来自"毕晓普和瓦姆斯的科研环境"[74]。

虽然马多克斯使用科研环境来描述实验室环境,但这一概念也体现了实验成果依赖于在癌症病毒管理方法的指导下创建的基础设施里工作的研究人员的发现。根据毕晓普和瓦姆斯关于环境的物质和社会成分的研究及他们的实验体系,可以看出,这些科学工作的基础设施是如何延伸到立法辩论或行政决定中的。毕晓普和瓦姆斯实验室的基础设施通过多种方式影响了科研方法和思维模式，很难想象这些关键性实验会出现在其他实验室。这与一些分子生物学家所提出的观点正好相反，他们认为，偶然发现的c–SRC基因是对病毒癌症项目管理方案的控诉[75]。

然而，这并不意味着所有的实验结果都来自那些基础设施完善的地方。实验体系中，经常会有一些意外发现。然而，这些科研新时刻并不是偶然出现的，而是由实验体系本身的历史决定的[76]。对科研环境的了解，不仅让我们注意到这些意外发现，还让我们注意到那些促使c–SRC基因发现的基础设施[77]。这是一种特征，它将大科学的基础设施与特定实验体系产生的认知事物联系起来。20世纪80年代，正是由于所有的分子生物学家都将目光转移到细胞致癌基因这一偶然发现上，才让美国国家肿瘤研究所基础设施的残余部分继续发挥着重要作用，在人们对抗癌战争日益不满的情况下，其保护了分子生物学家的政治命运，并激发了人们对未来分子医学的热情。

第十章

分子医学时代

虽然分子生物学家对逆转录病毒研究所取得的成果感到满意,但公众对抗癌战争的态度却让他们感到失望。癌症发病率继续攀升,通过化疗、手术或放疗方法仍然无法治愈。公众对科研态度的转变也意味着对联邦政府抗癌战争的失望。当时,即将离任的美国食品药物管理局局长将这场抗癌战争比作"医学上的越南战争"[1]。分子生物学研究似乎不可能取得进展。20世纪70年代中期,著名的乳腺癌活动家罗斯·库什纳(Rose Kushner)前往美国国家肿瘤研究所,并说道:"满怀期望地认为预防乳腺癌的疫苗即将问世……或者,至少现在只是黎明前的黑暗……相反,我……了解到癌症可能是人口爆炸的自然解决方案。天生的、自杀性的致癌基因![2]"许多生物学家也反对通过生物医学方法来解决癌症。特明在1975年12月接受诺贝尔奖时提醒他的受众,如果他们真正关注癌症发病率,就应该将工作重点放在禁烟运动而不是实验室里的癌症研究上,"我们的工作尚不能预防或治愈人类癌症"[3]。

大多数有关抗癌战争的描述都只强调治疗希望和治愈前景,造成了癌症研究的"繁荣"。很少有人去关注那些受到该项目资助的生物医学机构和科研群体该如何渡过希望幻灭期[4]。癌症专家和生物学家一开始就对癌症研究的进展持谨慎态度,许多人都担心公众会指责癌症研究,这也表明纳税人自己制定了研究重点,不再屈从于科学家的权威[5]。1976—1978年,美国国家肿瘤研究所的年度预算达到了顶峰,导致后期的资金水平下降或停滞不前。以联邦政府为代表,资助生物医学研究的政治共识正在降低。1981年6月,在里根政府的领导下,即将上任的首席科学顾问警告说,"整整一代科学家都在政府项目的慷慨资助下长大",但很快他们就要忍受预算的"削减"[6]。

事实上,对抗癌战争的指责可能会破坏生物医学协议的大部分内容——将联邦政府的注意力转向预防研究和流行病学，而不是实验室生物学。分子生物学家发现，抗癌战争所提供的资源促使他们进入了新的研究领域，现在他们面临的困难包括以下几个方面：首先是不断减少的科研经费，其次是临床癌症研究领域的竞争，最后是环保领域研究的竞争，这都将阻碍分子生物学的发展[7]。然而，在这个关键时刻，致癌基因研究领域的新发现"日益增多"。这不仅挽回了生物医学的声誉，而且还为分子疗法开辟了新领域[8]。毕晓普和瓦姆斯于1976年提出了细胞癌基因假说，于1986年首次提出了肿瘤抑制基因的说法。在此期间的一系列发现，影响了癌症病毒学和癌症遗传学的相关研究工作，这些工作不仅促进了公众对癌症的了解，而且为癌症的治疗提供了新方法[9]。

本章将阐述20世纪80年代的病毒癌症项目和抗癌战争期间所建立的基础设施在促进癌症分子遗传学兴起和研究细胞发育方面发挥的关键性作用。这是整个生物学和医学"分子化"的决定性时刻。除了向"致癌基因范例"提供社会和技术贡献外，病毒癌症项目的基础设施还为分子化的支持者提供了一种很重要的观点，即通过分子方法来治疗癌症。一些对抗癌战争感到失望的团体，如环保激进分子、劳工领袖和医生等，当他们提出癌症问题时，分子生物学家和管理人员就试图用其他方法来解决，此时病毒癌症项目的基础设施为癌症的分子研究提供必要的政治资源。致癌基因的发现，不仅为科学家和管理者提供了治疗靶点，还通过分子生物学方法解决了细胞行为和生长所面临的问题[10]。虽然生物医学协议在抗癌战争中遭到了否定，但当它支持用其他方法来解决癌症问题时，人们的注意力便被吸引回了实验室细胞的分子化过程中。

环保人士带来的挑战

越南战争和消除贫困战争都以失败告终,同样,抗癌战争也未能实现其目标,许多人开始对政府在保护和促进国民健康方面的能力产生怀疑。当时,即将离任的纪念斯隆-凯特琳癌症中心的主席希望,在"公众对政府及其工作的幻灭和失望中",美国国家卫生研究院能够继续作为联邦政府推动"人类福祉"工作的灯塔[11]。但是,美国国家肿瘤研究所的统计数据显示,癌症的总死亡率仍然保持不变。批评者指责美国国家肿瘤研究所的领导层,认为他们不仅关注着错误的癌症问题,还未能按照自己制定的条款解决问题。许多生物医学专家试图与抗癌战争的激进者所做的承诺划清界限。在20世纪70年代末讨论癌症政策问题时,失望情绪一直笼罩着公众[12]。

在抗癌战争初始阶段,民主党就关注着癌症政策的制定问题。这不仅提高了玛丽的政治地位,还为生物医学协议之外的民众运动创造了更多机会,使它们的参与者能够提出自己的看法。早在20世纪70年代,民权组织就注意到,癌症护理中存在种族差异。妇女运动迫使美国国家肿瘤研究所为乳腺癌的筛查和治疗投入更多资源[13]。与此同时,国会委员会的结构和预算拨款程序的改革,使更多的立法者得以发挥作用,不仅削弱了委员会领导人的权力,也削弱了国会联盟制度的力量。该制度能够保护美国癌症协会和美国国家肿瘤研究所的工作远离公众舆论压力[14]。虽然这些新团体对美国国家肿瘤研究所提出了指责,但同时仍试图推进该研究所在临床和生物医学研究方面的抗癌工作。

在美国国家肿瘤研究所面对的诸多挑战中,环保主义者带来的挑战对其发展造成了巨大的影响。回想20世纪早期,关于人们对"癌症是文明病"的担忧,环保主义者认为,无论是实验室还是诊所,都不是解决这种疾病的合适场所。20世纪70年代出现的新的环保主义者借鉴了雷切尔·卡逊(Rachel Carson)在1962年出版的《寂静的春天》一书,这本书使人们认识到了环境污染的危害,比如杀虫剂和其他工业化学品对美国人民生活的影响。"我们的生活中充满了致癌物。"卡逊写道[15]。环保主义者担心人类已经成为"笼中鸟,生活在疾病和剧毒化学物质的牢笼里"[16]。该观点表明,无论是实验研究还是癌症治疗,都不能缓解美国节节攀升的癌症发病率。因此,联邦政府应该在控制环境致癌物方面发挥更积极的作用。美国环境保护署和美国职业安全与健康管理局(Occupational Safety and Health Administration)等新机构肩负起对有害化学品,包括致癌物质的监督职责。这两家机构成立于抗癌战争前,由尼克松政府支持建立[17]。

伊利诺伊大学的环境与职业健康专家塞缪尔·爱泼斯坦(Samuel Epstein),于1978年出版了《癌症政治》(*The Politics of Cancer*)一书,并在该书中总结了这些观点。爱泼斯坦对美国职业安全与健康管理局的数据进行了分析,结果表明,20%—40%的癌症可归咎于少量工业化学品。除减少有害的个人行为如吸烟之外,抗癌工作重要的任务应该是控制这些化学物质的排放,并发现潜在的化学致癌物。美国国家肿瘤研究所的成员对爱泼斯坦的统计数据持怀疑态度,但他的观点却引起了劳工组织及该组织的国会盟友的支持。同年,卫生部、教育部和福利部门发布了一份清单,上面罗列了可疑致癌物及人类接触每种致癌物的潜在风险,发布该清单的目的是控制这些风险[18]。加利福尼亚所采取的行动反映了这种新预防措施的雏形——几年后它作为第65号提案被批准,该提案要求在任何可能出现致癌物质的地方都张贴警告[19]。

分子生物学家们指责美国国家肿瘤研究所的管理研究，却不质疑生物医学的研究重点，而爱泼斯坦则指责以实验室为基础的癌症研究。分子生物学家们惊讶地发现，津德尔报告是对癌症实验研究的全面控诉。爱泼斯坦认为，这份报告并没有证明同行评议制度的优点，而是反映了美国国家肿瘤研究所赞助的生物学研究在"专业上是自私的"，与国家癌症计划的目标几乎"没有价值联系或相关性"。爱泼斯坦强调，美国国家肿瘤研究所资助的大多数基础癌症研究似乎都与"癌症治疗或癌症预防无关"。爱泼斯坦总结道，较大比例的产生癌症可能与接触致癌物有关，而与分子生物学没有什么关系，所以，美国国家肿瘤研究所不应该资助分子生物学的研究[20]。两位经济学家认为，与"追踪那些显然不存在的病毒"相比，潜在致癌物的筛查只需要花费很少的资金[21]。

其实，美国国家肿瘤研究所的内部研究人员早就应该关注环境致癌现象了。那位于1976年从美国国家肿瘤研究所辞职的化学致癌物项目副主任，对致癌物筛选研究工作缺乏资助这一现象做出了严厉的指责："我不能再接受任何……剥夺监管机构的权力……使其无法获得具有紧急公共卫生价值的数据的情况。那些现在接触有毒物质的人没有得到保护，因为政府没有给予及时的资助。[22]"其他人员则并不热衷于该项研究，一位美国国家肿瘤研究所的工作人员抱怨道："我们花了600万美元来调查焦炉钢铁厂工人中肺癌患者的实际数量是否高于预期。最后我们发现了15例，而预期是1.5例。这值600万美元吗？"巴尔的摩警告说，"对一般的环境暴露而言，不用这么歇斯底里"。这可能会使美国国家肿瘤研究所开展"有针对性的研究工作"，从而"有辱美国国家肿瘤研究所的使命"[23]。

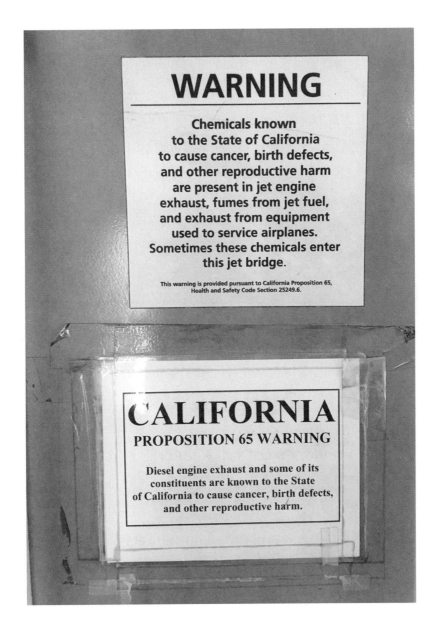

图10.1·加州于1986年通过的第65号提案要求张贴潜在致癌物的公告。这反映了环保主义者的观点,即癌症问题最好被作为化学接触问题来解决,而不是通过生物医学研究。图片由作者提供。

经过回顾1979年以前抗癌战争的研究进展，爱泼斯坦利用公众此时的失望和担心指责了国家癌症计划的管理和研究："一方面，我们现在有充分的证据证明，我们在提高癌症的整体存活率方面是失败的；另一方面，我们也有大量的证据来证明应该如何预防癌症，但由于经济、政治以及美国国家肿瘤研究所研究力度不足等多方面原因，我们没有实施这一计划。"他继续说道，"我希望降低在病毒学和基础研究项目上的投入，除了那些与预防明确相关的项目。[24]"从预防癌症的角度来看，研发出疫苗比控制化学致癌物要走的路更远。

抗癌战争的结束

在这场争议中，美国国家肿瘤研究所的领导层发生了巨大的变化。自1960年以来，美国国家肿瘤研究所的主任（恩迪科特、贝克和劳舍尔）都是生物医学研究的忠实拥护者，而且贝克和劳舍尔还参与了病毒癌症项目。然而，自1976年，在民主党重新入主白宫后不久，尼克松任命的劳舍尔就离开了美国国家肿瘤研究所。吉米·卡特（Jimmy Carter）总统任命纽约大学的微生物学家阿瑟·厄普顿（Arthur Upton）接替了劳舍尔的工作。厄普顿曾是一名病理学家，在田纳西州原子能委员会的一个主要实验室——橡树岭国家实验室（Oak Ridge National Laboratory）工作。从那时开始，他就转而研究辐射生物学，曾参加过关于有害辐射暴露是否存在阈值的辩论。厄普顿支持的是同行评议制度而不是合同制度，赞成的是环境致癌研究而不是生物学实验，这些观点为病毒癌症项目带来了更大的威胁[25]。

厄普顿对环境致癌物的强调与民主党重要选民的利益相一致，比如环境倡导者和关注职业致癌的劳工组织[26]。1978年，他结束了病毒癌症项目，将该项目的业务转移到癌症起因和预防部门，这个宽泛的名字反映了人们对环境致癌的担忧[27]。这种转变减少了癌症病毒学的资源。新部门削减了病毒癌症项目为科学家提供的材料和资源，并降低了美国国家肿瘤研究所对华盛顿特区承包商租用空间的依赖[28]。

厄普顿决定结束病毒癌症项目，那些指责合同制度的学术型分子生物学家对此感到高兴，但这也意味着美国国家肿瘤研究所的科研经费将从生物学转移至临床和环境研究，生物学研究科研经费的缩减带来的威胁远远超出了病毒研究。与美国国家卫生研究院的其他分支机构相比，美国国家肿瘤研究所的预算支持了分子生物学家对高等生物进行大量研究。这些研究的中心，如冷泉港实验室，从美国国家肿瘤研究所获得了相当多的年度预算，其中大部分预算与癌症病毒有关。例如，20世纪70年代末的冷泉港实验室，它的正常运转得益于美国国家肿瘤研究所癌症研究中心的资助。其中，仅肿瘤病毒的科研经费就超过了美国国家卫生研究院对其他任何部门的资助。美国国家肿瘤研究所也为逆转录病毒和肿瘤病毒的研究站点提供了一定程度的资助，如加州大学旧金山分校、索尔克研究所、安德森癌症中心、斯隆－凯特琳研究所、哈佛大学、麻省理工学院和哥伦比亚大学[29]。这种资助甚至比正式预算还要高，因为美国国家肿瘤研究所经常从其年度拨款中重新分配资金，以弥补美国国家卫生研究院其他分支机构资金短缺的情况[30]。

联邦资金的削减使科学家们意识到学术生物医学研究所面临的危机，即政治上和职业认同上的危机。伍斯特实验生物研究所的主席代表"基础生物医学代表团"进行发言，给厄普顿写信抗议道，改变只是在

"表面上"增加了美国国家肿瘤研究所对"基础生物学研究"的资助,实际上把拨款的控制权交给了更多的"临床人员"。厄普顿领导下的美国国家肿瘤研究所,可能会扩大"两种人之间的哲学鸿沟","一种人认为美国国家肿瘤研究所鼓励聪明的、富有想象力的年轻科学家,并且为他们提供能够充分发挥个人才能的舞台;另一种人认为美国国家肿瘤研究所是一个官僚机构,以病人为导向,进行有针对性的'相关'活动……当知识储备不足时就会像癌症研究一样,我们必须充分利用鼓励创新性科学的机制,即研究者发起的拨款和同行评议制度"[31]。

人们原以为,里根政府会给美国国家肿瘤研究所的生物医学研究带来好运。但罗纳德·里根(Ronald Reagan)指责了环境监管,以及与环境致癌研究相关的科研资助。其认为,研究重点放在分子或病毒上能够带来显而易见的政治利益,而不应该放在商业活动可能造成的环境危害上[32]。美国商业癌症研究基金会(American Business Cancer Research Foundation)成立于1975年,化学工业为其提供主要的资助,事实上,它支持"关于致癌机制的基础研究工作",而不是预防工作[33]。然而,对保守主义运动来说,癌症的实验室研究与环境监管一样有意义,里根政府目前的关注重点是增加军费、削减税收、缩减联邦政府的整体规模,并把对生物医学研究的资助放在了后面[34]。

里根政府表示,要减少对生物医学的研究资助,转而支持癌症的临床治疗。美国国家癌症咨询委员会的首位任命者打破了临床、非专业和"基础科学"成员间的平衡,并避开了科学家。一组生物医学研究人员警告同事,美国国家肿瘤研究所科研任务的改变,将对"美国的科学项目产生直接有害的影响"[35]。沃森警告说,冷泉港实验室"日益紧张的联邦资金"威胁着分子生物学以"过去的步伐"快速发展的能力[36]。美国国家科学院的主席预测，"经济问题"和"总统预算"将造成"不可逆转的损失，除非延长科研期限"。分子生物学家和癌症研究员阿瑟·帕迪（Arthur Pardee）（以发现信使RNA指导蛋白质合成而闻名）担心，随着生物学研究成本的不断上升，越来越多的科学家会争夺科研经费，大学向美国国家卫生研究院收取的间接费用会不断上升，"这挤压了实际的科研资金。"帕迪强调："基础科学一次次地产生效益……这不仅偿还了所有研究的费用，还消除了疾病给人们带来的痛苦和悲伤[37]。"

在这种黑暗的政治环境下，分子生物学家几乎无法证明他们的工作为人类癌症治疗提供了新方法。人类癌症疫苗的研究潜力似乎被削弱了，细胞癌症基因的研究似乎并没有阐明治疗癌症的潜在方法。虽然毕晓普和瓦姆斯实验室对细胞SRC癌基因的鉴定证明了癌症植根于细胞基因组，但这些结果并没有提出治疗癌症的新方法。他们对SRC基因的分离和鉴定过程依赖于劳斯肉瘤病毒的特殊性，并非所有的逆转录病毒都具有该特性。特明指出，这些研究中使用的劳斯肉瘤病毒并不是"天然的"。他警告说，"劳斯肉瘤病毒是实验室生物，由病毒学家进行传代保存"[38]。尽管一些分子生物学家自信满满地宣称，适用于大肠杆菌的原理也适用于大象，但一篇发表在1973年的《肿瘤病毒分子生物学》（*The Molecular Biology of Tumor Viruses*）上的有关逆转录病毒基因的评论提醒道，病毒学家"应该非常谨慎"，当他们试图"从一个物种外推到另一个物种时"，"适用于老鼠的东西不一定适用于鸡，也不一定适用于人"[39]。

基础设施的循环利用和致癌基因的加速研究

20世纪80年代初，美国各地的分子生物学研究中心的发现阐明了致癌的分子机制，极大地唤起了人们对通过癌细胞基础生物学的研究来推动医学进步的希望。对许多观察者来说，这些发现非常有意义，不断出现的新发现促使生物学研究不断地深入，从而为人们带来了更大的希望。这些新发现的带动，不仅促使分子生物学的研究范围扩展到了高等生物，而且促使分子方法成为解释细胞发育的规范，而不是特例。

在很多研究人员的共同努力下，"致癌基因范例"得以提出，本章只介绍了其中部分人员和相关研究，我将重点关注两个关键时间。第一个是1982年，研究人员对与人类癌症相关的致癌基因进行了首次鉴定，并明确了该基因与逆转录病毒致癌基因RAS的关系。该发现表明，几乎所有的癌症可能都是由一组跨物种的基因引发的。第二个是1983年，研究人员对与癌症相关的蛋白质即癌蛋白的功能进行了鉴定，通过鉴定发现，它可能直接参与了癌变过程。这为癌症治疗带来了新希望[40]。这两个时间凸显了抗癌战争的社会和物质基础设施为这些发现所提供的动力，随着对癌症分子本质的进一步研究，公众又对癌症的快速治疗产生了期待。

首个人类致癌基因的鉴定及其与逆转录病毒致癌基因RAS相关性的发现，促使分子生物学家将在病毒癌症项目中所积累的知识应用到细胞发育中，并使他们确信实验室研究最终会产生治疗效果。20世纪70年代，病毒癌症项目为许多研究团队提供了资助，试图了解肿瘤病毒，特别是逆转录病毒遗传学。但是一开始，其他研究人员就无法跟上毕晓普和瓦姆斯的研究脚步。毕晓普和瓦姆斯的研究是以温敏型的劳斯肉瘤病毒突变株为研究对象的，但其他的病毒学家就没这么幸运了。

美国国家肿瘤研究所的病毒学家爱德华·斯科尔尼克（Edward Scolnick）最终得到了RAS致癌基因的逆转录病毒版，同时强调了其他研究人员面临的挑战。斯科尔尼克与瓦姆斯和毕晓普一样，进入美国国家卫生研究院也是为了逃避越战征兵。他在国家心脏研究所接受了分子生物学培训。许布纳和托达罗将斯科尔尼克招到了美国国家肿瘤研究所的病毒白血病和淋巴瘤实验室[41]。托达罗逐渐将研究兴趣转移到小鼠逆转录病毒上，斯科尔尼克与杜斯伯格合作，一起绘制了几种小鼠和大鼠的逆转录病毒基因组图谱。在毕晓普和瓦姆斯实验室研发出SRC基因探针的前一年，他的实验室就已经成功地构建出能在细胞中杂交的"sarcogenes" DNA探针[42]。

毕晓普和瓦姆斯在旧金山辛苦地制备SRC基因探针，与他们一样，斯科尔尼克在弗吉尼亚也进行着艰苦的制备工作，并且面临的困难更多。为了分离转化的逆转录病毒基因，斯科尔尼克要在小鼠细胞中培养并"获得"不同的病毒株，这是个非常耗时的工作[43]。然而，斯科尔尼克并没有被吓住。因为他在美国国家肿瘤研究所的中心任职，此时又处在抗癌战争的巅峰时刻，所以他从来都不缺乏资源。多年来，他监督了大批技术人员的工作，目的是在不同的细胞系中培养不同的小鼠病毒突变株，从而克隆病毒致癌基因。这项工作中充满了艰难险阻，他实验室的工作人员竟然威胁说要辞职。斯科尔尼克自己也非常沮丧。1981年，斯科尔尼克离开了美国国家肿瘤研究所，去了默克制药公司[44]。

重组DNA是一种新技术，生物学家可以使用大肠杆菌和限制性内切酶复制或"克隆"许多生物的DNA片段，该方法原本可以加快斯科尔尼克的实验进展，但在20世纪70年代中期，科学家就该方法的安全性展开了激烈的争论，因此他的实验室没有使用这种技术[45]。1972年，在该技术得到发展后，许多人担心来自癌症病毒的DNA可能会插入那些能感染人类的微生物DNA中。这又重新引发了人们对癌症具有传染性的恐惧。这种恐惧使得美国国家卫生研究院严格地限制了这项技术的使用范围——有效地限制了美国主要学术生物学中心的实验。重组DNA的研究人员必须在昂贵的生物危害实验室里工作，几乎没有大学能够负担得起这样的实验室。直到20世纪80年代初，美国国家卫生研究院才放宽了重组DNA克隆基因技术的使用限制[46]。因此，在此之前，大规模潜在致癌基因的生产方式仅限于逆转录病毒培养。

在这种情况下，分子生物学家开始探索鉴定致癌基因的新方法，不再依赖于病毒突变。然而，这种探索同样面临着挑战。分子生物学家习惯于通过将新基因替换到新种群中来研究细菌的行为。考虑到细菌经常交换DNA片段，这一步并不困难。然而真核细胞，如动物细胞，则是另一种情况。肿瘤病毒激发了人们的研究热情，因为它们提供了将基因植入动物细胞的唯一方法。然而，20世纪70年代末，产生了一种新方法（转染），该方法能够让分子生物学家在化学物质的介导下，将DNA片段掺入真核细胞[47]。几位研究人员开始进行致癌DNA实验，在没有感染步骤的前提下，将DNA转入培养的细胞中。然而，这些实验与设计的杂交探针一样，可以根据不同的实验目的来进行调整。一些人认为，新的检测方法主要用于寻找逆转录病毒的致癌基因；另一些人则认为，它可以用来寻找与病毒无关的致癌基因[48]。

罗伯特·温伯格（Robert Weinberg）是麻省理工学院癌症研究中心的新助理教授。他试图在不借助病毒的情况下，通过转染方法鉴定出致癌基因。萨尔瓦多·卢里亚（Salvador Luria）是一位噬菌体遗传学家，也是诺贝尔奖得主。在他的领导下，美国国家肿瘤研究所资助该中心探索癌症的分子生物学。在该中心的落成典礼上，沃森曾对抗癌战争的医学目标进行猛烈的抨击[49]。在索尔克研究所研究肿瘤病毒之后，温伯格不再研究逆转录病毒突变株的复制过程。20世纪70年代中期，他来到了麻省理工学院。此时，远在旧金山的毕晓普和瓦姆斯正在利用逆转录病毒突变株的复制方法来构建SRC基因探针，并且取得了成果[50]。

温伯格等人认为，转染和其他新技术的结合为细胞内基因的研究开辟了一条新途径。这些技术中的第一个是使用从细菌中分离的限制性内切酶，它能够识别特异的位点，并切断DNA链[51]。在这些酶的作用下，DNA被分解成片段，然后在凝胶电泳和其他生化方法的作用下，人们按照片段大小对DNA进行分类。将分类后的DNA片段进行转染试验，去转染适当的敏感小鼠细胞，以此来确定是否有哪个基因片段促进了癌细胞的生长[52]。20世纪70年代末，温伯格用这种方法来寻找化学致癌物的致癌证据。温伯格怀疑，转化细胞的DNA中含有新的致癌基因，其与以前所研究的病毒致癌基因无关[53]。

研究人员在首次进行转染实验时得出了相互矛盾的结果。温伯格在突变的细胞中发现了与癌症相关的基因片段，而其他研究人员在正常细胞中也发现了类似的片段[54]。后来，有关两种癌基因（促癌基因和抑癌基因）的观点解决了这一悖论，但该观点的提出需要数年时间[55]。即使能够解释清楚转染实验的结果，DNA片段的身份仍然未知，温伯格和其他人都不知道每个片段是不是唯一的，或者是否存在数量有限的片段。由于缺乏资源，使用转染技术的实验室无法生产足够大的碎片来进行更深入的研究[56]。当温伯格和其他人将注意力转向人类致癌基因的鉴定时，这些问题变得更严重[57]。

分子生物学家通过转染技术进行了好几年的科研工作，仍然未能就致癌基因的数量或特征达成共识，但是，逆转录病毒研究所提供的社会和物质基础促使他们迅速地达成了理论共识，即癌症起源于数量有限的致癌基因。20世纪70年代末，除SRC基因外，反转录病毒学家已经发现了14种致癌基因，这些基因分别来源于那些能感染鸡、大鼠、小鼠、猫和灵长类动物的病毒。这么多的逆转录病毒促使国际病毒分类学委员会的逆转录病毒研究组成立了一个专门委员会，来对它们进行规范命名，避免"序列和功能不同的基因使用相同的名字"。国际病毒分类学委员会的成员（包括温伯格和斯科尔尼克）预示了逆转录病毒学和细胞生物学的融合，他们中的许多成员都是受病毒癌症项目资助的逆转录病毒学家[58]。20世纪70年代，逆转录病毒癌基因探针库成立。这加快了转染实验对细胞癌基因的鉴定速度。

1982年，温伯格利用转染技术，从人类膀胱癌组织标本中分离出致癌基因。为了对这种潜在的致癌基因进行分类，温伯格实验室使用了大量的DNA杂交探针，这些探针最初是由斯科尔尼克和其他与病毒癌症项目有关的研究人员开发的。虽然斯科尔尼克已经到默克制药公司工作，但当温伯格因为RAS基因的工作而联系他时，他仍然向温伯格提供了自己在美国国家肿瘤研究所工作时的实验数据[59]。通过从斯科尔尼克、毕晓普、乔治·范德·伍德（George Vande Woude）（美国国家肿瘤研究所的病毒学家）处要来的探针，温伯格得以迅速确认，他从人类膀胱癌细胞系中分离出的基因，与斯科尔尼克从小鼠肉瘤病毒中分离出的v-RAS致癌基因完全相同。Ras基因是首个被发现的人类致癌基因[60]。

美国国家肿瘤研究所很快就揭示了其他的人类致癌基因。利用重组DNA技术才能建立癌基因的克隆文库，自从该项技术受限后，只有少数几个实验室可以继续大规模生产逆转录病毒致癌基因探针，而美国国家肿瘤研究所就是其中之一[61]。范德·伍德在弗雷德里克癌症研究中心工作，该机构以前从事生物战的研究，在尼克松总统的改造下，开始用于癌症研究。范德·伍德发现了人类DNA与另一种鼠肉瘤病毒v-Mos致癌基因之间的相似性[62]。另一组研究人员宣称，利用美国国家肿瘤研究所其他实验室开发的逆转录病毒致癌基因探针和其他研究所收集的肿瘤细胞进行实验后，他们确定了几个人类致癌基因[63]。《自然》杂志的编委承认，这些逆转录病毒致癌基因为细胞致癌基因的研究留下了永恒的遗产，并计划撰写一系列报告，对那些与逆转录病毒相关的细胞致癌基因进行追踪报道[64]。正如温伯格回忆所说，逆转录病毒的研究以前"看起来不过是在收集邮票……盲目地分类"，但那些被指责的分子生物学研究项目现在变成了细胞癌基因研究的重要资源[65]。

在这些逆转录病毒研究的衬托下，首个人类致癌基因并不是一个孤立的发现，而是伴随着其他的发现。以前发表文章时要经过同行评议程序，而这次，《自然》杂志放宽条件，以确保读者能够及时看到这些发现[66]。这方面研究所取得的大量发现使大家形成了这样一种观点，即有限的致癌基因存在于所有的物种中。与该领域相关的出版物迅速出现，《致癌基因》的编辑写道：人们一旦知道这种独特的致癌基因可能存在于逆转录病毒中，就会回到实验室的冷藏箱里，翻出多年前储存的"宝藏"（某些情况下，可追溯到半个多世纪以前）。致癌基因研究的成功要归功于那些"忠实的研究者"，与他们的许多同事相比，他们的信念更加坚定，并且他们坚信自己的研究对癌症研究具有极其重要的意义[67]。

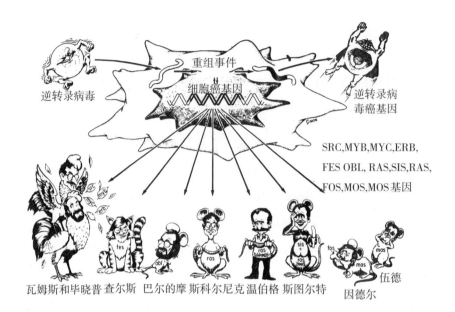

图10.2·这幅漫画创作于1983年冷泉港实验室的一次会议，阐明了细胞致癌基因理论的发展演变和参与其中的一些群体。逆转录病毒不是致癌物，它们是与细胞癌基因接触后的副产品。这幅漫画还证明了逆转录病毒研究对细胞癌基因研究的重要性。逆转录病毒研究人员，以他们所研究的感染逆转录病毒的动物为代表，（从左至右）分别是瓦姆斯、毕晓普、查尔斯·谢尔（Charles Sherr，美国国家肿瘤研究所）、巴尔的摩（麻省理工学院）、斯科尔尼克（美国国家肿瘤研究所和默克制药公司）、温伯格（麻省理工学院）、斯图尔特·阿伦森（Stuart Aaronson，美国国家肿瘤研究所）、因德尔·维马（Inder Verma，索尔克研究所）和伍德（美国国家肿瘤研究所弗雷德里克癌症研究中心）。斯科尔尼克和温伯格都抓着自己的尾巴，温伯格错误地宣布发现了一种新的细胞致癌基因，实际上该基因与斯科尔尼克分离的RAS致癌基因相同。插图由杰米西蒙提供。

癌蛋白与分子医学的治疗前景

虽然分子生物学家利用转染技术来鉴别人类致癌基因所取得的成绩令人兴奋,但分子方法的倡导者仍然不知道这些基因引发癌症的具体生化过程。正如温伯格在1983年发表于《科学美国人》上的一篇解释致癌基因的文章中所写的那样,"精确定义致癌基因中的分子变异"留下了"最困难的问题",即"致癌基因的功能是什么?"仍有待解决[68]。癌蛋白为特定基因与诱发癌症的生理过程搭建了生化桥梁,虽然基因治疗的想法只是一个遥远的想象,但蛋白质却可以通过免疫学方法为癌症提供靶向治疗。面对这些困难,1983年,两组研究人员在宣布v-Sis基因的氨基酸序列(一种逆转录病毒癌蛋白)与从血小板中分离出的促生长蛋白相匹配时引起了大众的兴奋。他们的论文都与阿伦森的研究工作密切相关,后者是美国国家肿瘤研究所的前病毒研究员。

虽然蛋白质化学领域与病毒世界相距甚远,但v-Sis基因的研究得益于病毒癌症项目的知识积累。自20世纪60年代中期以来,美国国家肿瘤研究所就对癌蛋白产生了浓厚的兴趣,将其作为病毒研究的必然结果。20世纪60年代早期,许布纳和其他人经常使用癌症病毒蛋白,或者利用抗原来检测肿瘤病毒的感染,如猴病毒40(SV-40)。在逆转录酶操纵病毒RNA的技术被发明之前,确定细胞是否被逆转录病毒感染的好方法之一就是使用抗体来寻找病毒相关蛋白质。许布纳认为,C型RNA肿瘤病毒的"潜在"感染是致癌的重要机制,该观点进一步强调了这项工作的重要性。此外,美国国家肿瘤研究所在阻断癌症病毒蛋白的研究上投入了大量的资金,将其作为一种预防逆转录病毒感染致癌的方法[69]。

阿伦森的职业生涯反映了抗癌战争对癌蛋白鉴定工作所起到的加

速作用。阿伦森与毕晓普、瓦姆斯和斯科尔尼克一样，于1967年作为一名医生来到美国国家肿瘤研究所，试图通过生物医学研究来躲避越战征兵。最初，他与托达罗在梅洛伊实验室研究SV-40（一种DNA肿瘤病毒），他试图进行人类细胞培养物对SV-40感染的敏感性的测试工作。该工作使用"T抗原"进行免疫测试，T抗原是一种与SV-40相关的病毒蛋白产品[70]。1971年，阿伦森在美国国家肿瘤研究所的病毒致癌部门获得了永久职位。因此，他在美国国家肿瘤研究所的扩张过程中占据了前沿位置，任职于病毒癌症项目协调委员会，监督几个病毒癌症项目承包商的工作，比如密歇根大学对白血病和淋巴瘤组织的收集和筛查、斯坦福大学细胞培养体系的建立和美国电子核子学公司对逆转录病毒的大规模培养[71]。

后来，阿伦森升任为美国国家肿瘤研究所RNA肿瘤病毒实验室分子生物学和病毒遗传学部门的主任，继续以许布纳和托达罗的致癌基因理论为研究方向。如果癌症可能源自人类细胞中的致癌基因，那么开发相应的检测方法就显得非常有意义。阿伦森通过对SV-40 T抗原的类比，推测潜伏感染可能会有明显的免疫特征。因此，他对那些可能与灵长类动物组织中逆转录病毒存在相关性的蛋白质进行了研究。如果这项研究成功了，那么阿伦森和他的同事们将通过病毒致癌基因蛋白的靶向治疗来预防癌症，从而解决因潜在病毒感染而引起的癌症的预防问题[72]。

在病毒癌症项目的资助下，研究人员发现的逆转录病毒蛋白的数量激增。与许多其他科学领域一样，迅速发展的癌蛋白研究促使该群体的成员为逆转录病毒蛋白的命名和分类设计一个标准。如果没有这样的标准，那么他们将无法与偏远实验室的研究人员进行交流[73]。这种类型的国家协调正是病毒癌症项目力图推进的社会基础结构[74]。20世纪70

年代后期,该群体主办了一场会议,目的是标准化命名,并向承包商和学术实验室分发稀有的抗体和蛋白质。阿伦森在美国国家肿瘤研究所的工作主要是为逆转录病毒蛋白的鉴定研究分发免疫探针,并为那些不能生产足够癌蛋白的实验室提供癌蛋白[75]。虽然病毒癌症项目终止了,但阿伦森继续以细胞和分子生物学实验室主任的身份进行着癌蛋白的研究,监管着大型团队开展RNA和DNA肿瘤病毒转化的生化和遗传基础研究,特别是研究那些不同病毒致癌基因的蛋白质产物[76]。

在研究那些与细胞癌基因相关的癌蛋白时,美国国家肿瘤研究所的逆转录病毒蛋白库发挥了重要作用。这类研究需要大量的癌蛋白进行生化分析,所需的量远远超出了单个实验室的生产能力。从理论上来讲,重组DNA技术为癌蛋白的生产提供了一种更容易的方法,但在具体实践中,阿伦森等人还是使用了纯化的蛋白,因为在利用宿主生产重组癌蛋白的过程中,一些与原癌蛋白生物学功能相关的未知问题仍然会给实验带来不利[77]。因此,与癌基因相关的蛋白质的鉴定工作常常滞后于基因研究。虽然阿伦森研究小组于1982年公布了猴肉瘤病毒(Simian Sarcoma Virus)的v-Sis基因序列,但v-Sis基因所对应的癌蛋白仍然没有被分离出来[78]。

在癌基因的研究过程中,美国国家肿瘤研究所的癌基因探针库发挥了重要的作用。同样,一旦蛋白质测序取得进展,阿伦森和他实验室积累的癌蛋白和免疫测试将对蛋白质研究产生巨大的作用。1983年,加州大学圣地亚哥分校的蛋白质化学家拉塞尔·杜利特尔(Russell Doolittle)和他的同事宣布,他们已经将v-Sis的蛋白质产物p28与血小板中的一种促生长蛋白质联系起来了。阿伦森实验室开始对猴肉瘤病毒进行遗传学研究,并对转化的蛋白进行免疫纯化,以便让杜利特尔和其他研究人员将他们发现的氨基酸序列与数据库中的其他蛋白质进行比较[79]。皇家癌症研究基金会（Imperial Cancer Research Fund）的一个英国研究小组，利用阿伦森实验室分离出的蛋白质得到了同样的实验结果[80]。《美国医学会杂志》的一位作家认为，两个不同的研究小组使用同一地方的蛋白质并同时宣布研究结果，这为"致癌基因研究竞赛"提供了新动力，该观点也得到了其他评论员的赞同[81]。

v–Sis癌蛋白与血小板生长因子的关系为今后的癌症分子研究提供了一个范例；《自然》杂志的一位评论员认为，对癌蛋白的深入研究可能会揭示它们与体内具有其他功能的分子的关系，从而揭开癌基因进化持久性的谜团[82]。同时，这些突破也会提供治疗方法。为了确保研究的领先性，皇家癌症研究基金会发布了一份新闻稿，认为生长因子与致癌基因之间的关系为我们治疗癌症提供了新思路，即可以通过研发药物来阻断蛋白，从而"阻止癌细胞的生长"。还有一份报告承诺，研究人员将在一年内研制出"治疗某些癌症的超级疫苗"，这种夸张的言辞让英国的癌症研究人员感到震惊[83]。在美国，研究人员对这些发现同样抱有乐观的态度。美国国家肿瘤研究所前主任，也就是后来成为美国癌症学会主席的劳舍尔，他告诉《新闻周刊》，这些发现将使化疗像"来复枪而不是猎枪"一样工作[84]。

致癌基因和致癌政治

20世纪80年代早期，癌症分子遗传学的快速发展不仅反映了病毒癌症项目社会和物质资源的循环利用，还促进了贝克和其他人所期望的研究的发展,但其研究目标与癌症分子遗传学的截然不同。沃森看到了这些快速发展为分子生物学发展带来的意义:"因此,我们的研究步伐发生了巨大的变化……从缓慢的蜗牛到失控的龙卷风[85]。"这种加速为分子生物学的倡导者提供了重要的资源。如果联邦政府对分子生物学研究的回报感到不满,就不会再支持分子化研究。美国国家肿瘤研究所副主任向众议院解释说,随着人类致癌基因的发现,癌症研究已经经历了一场"生物学革命",这会将新技术带到"癌症患者的床边"。美国国家肿瘤研究所期望"不久就会有回报"[86]。

美国国家肿瘤研究所和分子生物学家提出了新的研究思路,将研究重点从病毒转移到基因上,认为基因是了解癌症的关键。20世纪70年代中期,不管分子生物学家如何指责病毒癌症项目生产癌症疫苗的目标,该项目都愿意支持他们的新思路。1977年,该项目的组织管理者发表声明,同意关于致癌基因研究的看法,即"科学家已经完全重新定义了'病毒'这个词,不再将肿瘤病毒视为只能进入宿主细胞并导致疾病发生的重要因素,它也可以在灭活后变成具有保护作用的疫苗"。因此,"癌症的病因不再符合旧的感染和疾病的概念……寻找具有传染性的人类癌症病毒已不再是研究病毒基因在人类肿瘤中的作用的重点"[87]。

学术型癌症病毒学家也支持这一转变,并认为该措施是对实验室癌症研究的补充。1981年,毕晓普作为美国癌症协会的巡回讲师,花了一年的时间来讨论他对病毒和致癌基因的研究。他为《科学美国人》的读者总结了这些讲座,并指出"致癌基因的发现预示着癌症研究方向的重大调整,即对致癌机制的探索从细胞外部转向了细胞内部"。毕晓普写道,具有讽刺意味的是,这种转变源于对癌症病毒的研究(以前认为癌症病毒是癌症的外部诱因):"肿瘤病毒学在未能找到大量人类癌症病毒

的情况下侥幸存活了下来。现在的问题是……我们能从肿瘤病毒学中了
解多少与人类肿瘤形成有关的机制。"毕晓普解释说,他对劳斯肉瘤病毒
的研究结果表明,远离人类所关注的病毒研究,为人类疾病的研究带来
了强大的工具[88]。

1982年,拉斯克奖表彰了五位深入研究逆转录病毒学和癌症遗传学
的科学家,进一步证明了科研方向从病毒到基因的平稳过渡。艾伯特和
玛丽·拉斯克基金会(Albert and Mary Lasker Foundation)于1945年设立
了该奖项,"对那些了解人类疾病,并在诊断、治疗、治愈和预防方面取
得重大进展的研究人员进行表彰,同时该奖项也为基金会的游说工作提
供了强有力的资源,使得医学生物学发展成为焦点"。毕晓普和瓦姆斯
因设计了c-SRC探针而受到表彰。雷·埃里克森(Ray Erickson)也是获
奖者,分离了SRC DNA的蛋白质。该奖项赞扬了这些研究人员的"革命
性发现……他们发现了病毒与癌症发展之间的联系"[89]。

分子生物学研究人员一直对致癌基因理论心存怀疑,但不断涌现的
新发现消除了这些怀疑。致癌基因与细胞发育之间的道路上充斥着不
确定性和开放的科学问题。《自然》杂志上刊登了一篇评论,其标题直
白——"致癌基因:我们仍然不了解癌症"。特明警告说,"虽然我们取
得了很多研究进展,比如激活原癌基因、转化DNA和病毒等,但癌症仍
然是多个过程的最终产物,正如传统的肿瘤学家们所认为的那样"[90]。
杜斯伯格指出,癌基因科学家仍然没有发现癌基因的致癌机制。处于不
活跃状态的癌基因,在正常细胞中是普遍存在的。这就产生了许多关于
"原癌基因"如何及为什么诱发癌症的问题[91]。鲁宾在给《科学》杂志的
一封信中指出,"目前对致癌基因理论的狂热"是"不成熟的"表现,致
癌基因理论是以"有缺陷的实验设计"和"有风险的假设"为基础的。鲁

宾总结道:"随着对恶性肿瘤本质认识的不断加深,我们已经混淆了分子生物学的进展[92]。"

在如此多的反对声中,美国国家肿瘤研究所的新领导层依旧支持致癌基因的研究。当然,这些并不重要,重要的是致癌基因所取得的科研成果将会促使美国国家肿瘤研究所将研究重点重新放在生物学上。在卡特执政期间,人们对环境致癌论产生了浓厚的兴趣,且质疑生物学研究,在里根总统任职期间,美国国家肿瘤研究所主任文森特·德维塔(Vincent DeVita)渴望回归生物医学研究[93]。他曾担任治疗司司长,该部门同病毒癌症项目一样,使用合同制度。德维塔非常熟悉美国国家肿瘤研究所和国家癌症计划立法的复杂性。他曾帮两任前主任(劳舍尔和厄普顿)准备在国会发表的年度国情咨文,并常常加入他们的阵营。20世纪70年代后期,为了增加美国国家肿瘤研究所化疗项目的预算,玛丽曾与他密切合作过[94]。在卡特总统任职期间,他成了美国国家肿瘤研究所主任,面临着削减机构预算及恢复研究自主性的挑战。美国国家肿瘤研究所增加了拨款预算,使其刚好能跟上通货膨胀的步伐,但预算的增加需要以削减近四分之一的合同为代价,其中化疗和病毒学受到的打击尤其严重。德维塔担心,合同研究经费的进一步削减,会损害美国国家肿瘤研究所的科研自主性[95]。

德维塔在担任主任的头两年时间里,为了支持对大学和医学院的研究拨款,迫于政府压力,监督削减了这笔资金。他的目标是至少能保留国家癌症计划的"轮廓"。分子生物学家对合同持怀疑态度,对此德维塔并不认同;事实上他的观点和贝克的一样,支持由美国国家肿瘤研究所的领导层来决定科研经费的使用[96]。1982年,在他重组美国国家肿瘤研究所时,这些观点成为他重组的基础。德维塔放弃了美国国家肿瘤研究所的环境致癌检测项目，转而支持生物医学研究。他坚信，合同制度与"临床应用研究"更相适应[97]。

得益于致癌基因的研究，细胞发育和癌症治疗的研究飞速发展。这有助于弥合美国国家肿瘤研究所和分子生物学之间的政治裂痕。德维塔认为："癌症的分子机制对于发育生物学具有重要的意义，所以对分子生物学研究的资助显得尤为重要。这不需要其他的支持理由……我们显然是乐观主义者，对此我们不会道歉。现在越来越多的研究承诺将分子生物学引入到癌症患者的临床研究中，这种承诺带来的危险也正在加剧。'足量'的乐观似乎该腾点儿地方出来了[98]。"德维塔写道，在"分子生物学"的新时代，"发现和应用之间的距离正在缩短，分子生物学也越来越适用于临床治疗"[99]。美国癌症协会的主席提到了一种可能性，即"在癌症研究领域，资金的加速投入可能会促进临床策略的有效实施……美国国家肿瘤研究所的特殊病毒癌症项目就是'加速资金投入'而取得成功的典型案例"[100]。就连津德尔也承认，病毒癌症项目取得了快速突破，我们有必要效仿它推出另一个"特别项目"[101]。

当德维塔重新定义弗雷德里克癌症研究中心（联邦政府抗击癌症的杰出标志）的使命时，也激发了致癌基因研究在医学上的潜力。他和他的副手们讨论了人类T细胞淋巴瘤逆转录病毒［罗伯特·加洛（Robert Gallo）的研究］，也讨论了使用单克隆抗体靶向治疗癌症，但他们最终认为致癌基因是"重要基础科学"中最有希望治疗癌症的研究领域，可能还会产生"具有最终功能的副产品"。美国国家肿瘤研究所在构建癌基因文库方面的经验，为其他想构建癌基因文库的机构提供了模板。致癌基因研究的新方法使该机构将化学致癌、免疫学和肿瘤发展方面的工作结合在一起，以争取"全国的突出地位"[102]。美国国家肿瘤研究所认为，"'癌基因'密码"为细胞和分子生物学研究提供了有利的掩护[103]。

1970年，在沃森、津德尔和分子生物学界的其他人的不断攻击下，病毒癌症项目受到了重创，最后于1978年终止，德维塔利用该项目留下的遗产将美国国家肿瘤研究所的研究重点从环境致癌研究转移到了分子研究。德维塔认为，"致癌基因研究的成功，得益于病毒癌症研究得到的支持，病毒癌症研究始于1964年，并于20世纪70年代初发展和壮大"[104]。该结论是在德维塔与沃森进行微妙协调后得出的，强调了美国国家肿瘤研究所对生物学研究领域的前瞻性，沃森是抗癌战争中著名的批评者之一。与许多其他分子生物学家一样，沃森发现，与政府干预相比，联邦政府将投资从分子生物学转向临床或环境研究的前景更具威胁性。

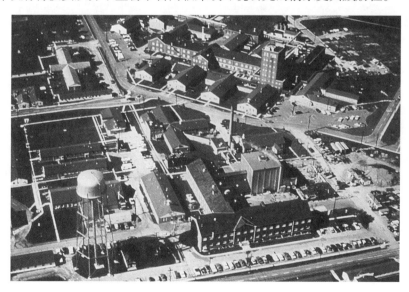

图10.3·图为1985年的弗雷德里克癌症研究中心。1969年，在尼克松总统签署了《禁止生物武器公约》后，位于马里兰州弗雷德里克的德特里克堡就从美国生物战争研究中心变成了癌症研究中心。图片由美国国家肿瘤研究所提供。

1982年夏天，当鉴定出人类RAS致癌基因的消息传出后，沃森邀请德维塔出席了冷泉港实验室新致癌基因研究大楼的落成典礼。他在实验室举办RNA肿瘤病毒年会的同时举行了典礼仪式，有400多名科学家参加了这次会议。这使人们清楚地认识到癌症病毒研究和分子遗传学之间的连续性。后来，德维塔的讲话被发表在一篇名为《科学的治理》的文章上，他认为人类细胞致癌基因的鉴定得益于逆转录病毒致癌基因，是病毒癌症项目如何使用"公共资金"的有力证据。——这是他从沃森以前的评论中借用的原话[105]。

对逆转录病毒和致癌基因关系的强调重新设定了美国国家肿瘤研究所和分子生物学家之间的敌对关系。对病毒研究知识的强调促使美国国家肿瘤研究所得以资助前沿生物学，同时也坚守着治疗癌症的承诺。沃森认为，从事癌症病毒学研究的科学家的数量"并没有反映出短期内就可以解决癌症问题"，相反，"它反映了……对下一个分子遗传学重大进展的评估"[106]。沃森支持了德维塔的观点，称"年轻的逆转录病毒学家""立场坚定地站在德维塔这边"，尽管许多人不会公开这样说，怕会冒犯致癌基因研究之外的"穷人"，如果美国国家肿瘤研究所想了解该领域"最聪明的想法"，那么他们"必须保持现状"[107]。

美国国家肿瘤研究所对致癌基因研究的资助使从事该工作的群体得以壮大。20世纪80年代和90年代，位于马里兰州的弗雷德里克癌症研究中心加入了冷泉港实验室，成为新致癌基因研究群体之一。在那里，有100多名博士后接受了分子生物学知识的培训，每年大约有500名分子生物学家参加弗雷德里克的致癌基因会议。这标志着该会议成为界定20世纪80年代末和90年代分子生物学群体的重要场所[108]。1989年，当德维塔的继任者第一次向国会发表演讲时，声称美国国家肿瘤研究所在发展"基础科学"方面已经取得了"相当大的进展",并将这些成果转入了癌症的预防和治疗领域——这些成果来自对分子研究的巨大投资[109]。

将癌症重新定义为一个分子问题

基于致癌基因研究取得的成果及其在细胞生物学上发挥的作用,分子生物学家纷纷投身于癌症研究。1985年,一位会议召集人认为:"在过去的30年里,人们对人类癌症的研究只涉及旧主题的微小变化,对于病因、治疗方法或诊断方法和诊断目标的概念几乎没有改变。"在这种情况下,"致癌基因研究就显得不同寻常,特别引人注目,因为它涉及基本分子生物学、动物模型和临床癌症"。几十年来一直分开的领域现在被融合在一起[110]。温伯格预测,逆转录病毒已经帮助人们揭示了少数基因的作用,这些基因调控了"转换的分子基础"。温伯格继续预测,接下来将是细胞生理学和生物化学的领域,它们将为"细胞的线路图"提供详细描述。肿瘤病毒学家杜尔贝科在《科学》杂志上发表文章,支持人类基因组测序的早期建议,认为这可能是癌症研究的一个"转折点"[111]。

本章所描述的事件中,存在一些与癌基因理论兴起相关的历史或政治发展过程,它们让我们了解到,之前病毒癌症项目的基础设施是如何改变20世纪80年代早期的癌症分子治疗的发展势头和政治策略的。致癌基因研究的扩展没有牺牲病毒致癌研究,相反,病毒癌症项目的基础设施留下了资源,在人们对癌症病毒的兴趣依然浓厚的情况下,促进了分子遗传学的出现[112]。人们通过使用与病毒无关的新基因技术,最终产生了与"致癌基因范例"相关的发现，用于病毒癌基因研究的基础设施促使这些发现得以实现、获得大众认可并吸引更多的投资[113]。反过来，这些不断涌现的新发现带来了重要的政治文化动力，使癌症研究的重点完全集中在分子生物学的治疗潜力上，将其他可能解决癌症问题的方法排挤到了边缘。

生物医学研究的过去、未来和失败

　　本书通过对实验室癌症病毒研究的追踪,揭示了分子生物学的历史。但是,对癌症病毒的研究使我发现了一个更为复杂的故事,该故事揭示了政策制定、美国文化和生物医学科学之间的相互作用。最初,我对癌症病毒作为文化、管理和科学对象的多重本质感到十分困惑,后来发现这实际上是它们具有广泛影响力的原因。20世纪早期,人们普遍将癌症视为一种传染性疾病,这种观念促使联邦政府努力开发人类癌症疫苗,但这不仅需要病毒学的新技术,还需要新的政治联盟。通过生物医学协议,政府在实验室而不是病床边对抗疾病。这为新兴的分子生物学群体带来了前所未有的资源,但是同样也给生物学家带来了新的义务和期望,而这些义务往往是科学家不愿意接受的。癌症病毒不仅是分子生物学发展的重要工具,也是确定政府在分子医学治疗潜力中所扮演角色的重要对象。20世纪60年代和70年代,在研究癌症病毒时建立的一系列基础设施及其引发的一系列的辩论,对20世纪80年代和之后的很长一段时间的分子医学在物质和政治上的发展产生了影响。

　　癌症病毒具有可变性和可塑性,它们从可能的感染源发展到接种目标、管理对象、分子工具,然后返回到疫苗接种,表明人们对它们的评价都是基于当时癌症病毒研究所需解决的科学问题。《科学》杂志的记者格里尔·威廉斯(Greer Williams)于1959年出版了《病毒猎手》(*Virus Hunters*)一书。在书中,他对脊髓灰质炎疫苗研发的成功表现出极大的兴趣,并展望了这样一个未来:病毒学的进步将很快"阻止儿童成长中的第二个悲剧——癌症"的发生[1]。今天,人乳头状瘤病毒和乙型肝炎病毒疫苗保护了很多人。然而,在20世纪80年代末,这种希望仅仅出现在科幻小说里。人们对癌症疫苗抱有的希望越来越小,这是抗癌战争的典型表现,"该运动起初被过度宣传,(后来)经费不足"[2]。一位研究癌症起因的历史学家将癌症病毒学排除在他的调查之外，理由是它与分子遗传学一样，都是受到科学界"过度重视"的领域之一，并且科学界因此忽略了癌症的环境研究[3]。

这种不满情绪影响了整整一代人，甚至连那些支持通过生物医学方法解决癌症问题的人也抱有同样的看法。国家研究委员会的《大规模生物医学科学》（2003）再次引用了津德尔的报告控诉道，病毒癌症项目"不能进入病毒学研究"，它代表了一些"项目科学家"可疑的扩张工作。这是"定向研究的重大失败，因为它没有发现任何能直接导致人类癌症的病毒"。这个项目的成功之处在于其"对科学界产生了有益的间接影响"[4]。2011年出版的《众病之王》（*The Emperor of All Maladies*）获得了普利策奖，介绍了抗癌战争的历史，纪念了癌症病毒研究，认为该研究工作从其他值得研究的领域中"吸走了"数亿美元的资助[5]。

我的目的并不是挽回或谴责对美国癌症疫苗研究的投资，而是探索恐惧、挫折和动员等一系列反复循环的情绪和活动是如何伴随着整个工作的，这种现象并不是反常的特例，而是一个典型的现象，是美国社会中生物医学协议为生物学所带来的压力和希望的具体体现。如果我们不了解专家团体是如何定义疾病的，就不能评估研究的成败[6]。

基础设施的未来

就像淘金热带来的建设热潮一样，生物医学研究中与特定动员相关的结构也有漫长的来世。抗癌战争期间，为探索癌症的病毒感染问题而建立的基础设施，并没有随着政治态度的转变而消失。病毒癌症项目所创建的人力资源、物力资源和机构很快被应用到其他疾病的研究上。20世纪80年代初，一种罕见的癌症卡波西肉瘤（Kaposi's Sarcoma）伴随着罕见的肺炎开始在男男同性恋中出现，而且病例很多。这是艾滋病在全国范围内流行的第一个迹象，艾滋病削弱了免疫系统，使得包括致癌病毒在内的许多病原体进入人体造成感染[7]。就像20世纪早期的癌症一样，艾滋病让人感到羞耻、恐惧和困惑。

尽管一些积极分子，如艾滋病解放力量联盟成员（AIDS Coalition to Unleash Power），敦促联邦政府应对艾滋病，并试图将公民科学的新概念引入生物医学协议中，但美国国家卫生研究院最初的应对是依赖于抗癌战争的基础设施[8]。其他联邦机构，如美国疾病控制中心，拥有艾滋病流行病学的追踪能力，但是只有美国国家卫生研究院有能力找出疾病的病因，并有可能研制出疫苗或治愈方法。可是，美国国家卫生研究院基本上只研究慢性病[9]。美国国家肿瘤研究所对癌症病毒的投资算是个例外。特别是关于逆转录酶的研究蓬勃发展后，留下了很多逆转录病毒研究团队成员，他们既与其他研究人员有联系，又有丰富的资源。艾滋病与癌症的关系最初表明，美国国家肿瘤研究所可能会在这种潜在的病毒研究方面起带头作用[10]。

在艾滋病与艾滋病病毒的研究过程中，研究人员在逆转录病毒研究上积累的经验发挥了关键作用。罗伯特·加洛和吕克·蒙塔尼这两位发现艾滋病病毒的研究人员之前都曾参与过白血病中逆转录病毒的研究。在20世纪70年代的大部分时间里，病毒学家加洛在美国国防部承包商利顿生物实验室的肿瘤细胞生物学实验室里从事病毒癌症项目的研究工作[11]。他雇用博士后，利用实验室设备扩展他的工作[12]。他的研究重点是美国国家肿瘤研究所最初的研究目标，即识别人类白血病病毒，并推测这种病毒就是许布纳所预测的逆转录病毒[13]。后来,学术机构的研究人员开始怀疑人类逆转录病毒是否存在,并在逆转录病毒的研究经费上犹豫不决,而加洛却坚持继续寻找。伴随着许布纳的雄心壮志,以及在非人灵长类动物身上发现逆转录病毒的鼓舞,加洛实验室通过观察不同的白血病和淋巴瘤患者的组织来检测病毒颗粒。1979年,在观察一个T细胞淋巴瘤时,加洛实验室取得了成功。不久后,他们再次观察到人类"T细胞淋巴瘤病毒"。虽然这两种类型的淋巴瘤很少见,但该研究结果使人们确信,还存在其他导致人类癌症的逆转录病毒[14]。

在以前的研究工作中,加洛实验室积累了丰富的逆转录病毒和免疫系统细胞的研究经验——这两个领域的经验有助于探究艾滋病。1983年,该实验室宣布,他们在一名艾滋病患者的血液中发现了第三种人类T细胞淋巴瘤病毒[15]。1984年,加洛宣布,在大多数艾滋病患者的体内都检测到了这种病毒的抗体——这表明人类T细胞淋巴瘤病毒Ⅲ是艾滋病的病原体[16]。与此同时,巴黎巴斯德研究所的蒙塔尼也一直进行着类似的研究,该研究所是传染病研究中心。这为他研究加洛发现的人类肿瘤白血病病毒奠定了良好的基础,并且在寻找更多此类病毒案例的过程中,他在巴黎的一名患者身上发现了"与淋巴结病相关的病毒"(lymphadenopathy associated virus)。他在进行病毒培养的过程中遇到了困难,1983年,在冷泉港的一场会议上,他与加洛交换了样品[17]。随后,美国和法国的研究人员所关注的是,加洛的实验使用的究竟是蒙塔尼的病毒还是自己的病毒——这对艾滋病诊断测试的专利权会产生巨大影响。随着争论愈演愈烈,病毒学家采用了更中立的"艾滋病病毒"来确定艾滋病的罪魁祸首,消除了逆转录病毒与早期白血病病毒研究的关联[18]。

对探索艾滋病病毒与艾滋病的关系,该团体起到了加速趋同效应。

那些分子生物学家认为无趣的能力——大规模生产病毒和检测病毒免疫测试的能力——现在却促进了艾滋病病毒的研究和鉴定。在弗雷德里克癌症研究中心,美国国家肿瘤研究所生产了大量的艾滋病病毒,以鼓励对这种病毒进行诊断测试。在加洛发表声明后的9个月里,这些测试迅速发展起来,但如果没有先前积累的经验和能力,那么是很难取得这些成果的[19]。获得了这些诊断方法后,研究人员把注意力转移到了疫苗研发上[20]。

虽然研究人员对艾滋病病毒是艾滋病病原体的观点存在疑问,但生物医学还是把艾滋病的研究方向转向了逆转录病毒。一位社会学家回顾了1983—1986年人们对艾滋病的反应,指出,在"一小群科学家"的调查下,"人们对病因学的兴趣逐渐减弱,而对病毒的研究热情却迅速增长"[21]。这反映了逆转录病毒学研究人员在艾滋病研究中的作用:他们的主要兴趣在于病毒,而不是更宽泛的病因学问题。艾滋病疫苗项目的参与者中有很多大家熟悉的逆转录病毒研究人员,如加洛、蒙塔尼、巴尔的摩和瓦姆斯,以及其他不太知名的重要人物,如威廉·哈兹尔廷(William Haseltine),他的职业生涯始于逆转录病毒研究[22]。在逆转录病毒研究热潮的影响下,该研究群体发生了变化,并出现了一批坚决否认艾滋病病毒与艾滋病之间关系的研究人员,如杜斯伯格[23]。

这一小群人成为开发艾滋病病毒疫苗的先锋。这证明,虽然病毒癌症项目已经结束了,但它留下的基础设施依然可以被用于开拓新的研究领域。事实上,它与下面这个例子比较相似,20世纪50年代,脊髓灰质炎疫苗取得成功后,该项目的科研经费已经消失殆尽,研究人员纷纷涌入癌症疫苗研究领域,并发挥了巨大的作用。现在,癌症病毒研究人员开始支持艾滋病病毒疫苗的研发,认为这有望解决艾滋病问题[24]。然而，这些逆转录病毒研究人员也限制了政府的行动。在巴尔的摩和特明的敦促下，他们回想起了病毒癌症项目的"种种劣迹"，美国国家科学院（National Academy of Sciences）下属的医学研究所没有支持艾滋病疫苗研发的"曼哈顿计划"[25]。虽然活动家们呼吁政府应该积极地干预艾滋病疫苗的研发，但私营生物技术和制药公司已经控制了这些工作，所以政府压根无从下手[26]。

回忆国家的失败及市场的承诺

因为联邦政府在美国社会中角色的转变，生物医学协议的条款在20世纪最后25年的时间里发生了重大变化。从20世纪70年代末开始，在20世纪80年代"里根革命"的加速推动下，许多政策制定者认为，在增进公共福利方面，市场机制比国家规划的作用更大[27]。该发展的核心理念是，将生物医学研究转化为商业领域的治疗回报，但最初的生物医学协议中并没有涉及该领域。这种转变是在许多变化和发展的推动下进行的，比如技术进步、专利法规和新的投资实践，但将这些变化和发展结合起来，就是对美国市场、政府和社会关系的一种新理解[28]。林登·约翰逊（Lyndon Johnson）和美国国家肿瘤研究所提出了一种有利于政府干预的生物医学协议，并在20世纪80年代将该协议扩大到商界，尤其是新兴生物技术行业。《商业周刊》（*Business Week*）的报道者兴奋地说，"站在抗癌战争前沿的是私营组织而非政府"[29]。

　　生物医学协议并没有因为偏离国家规划而被取消，但它现在具有另外的形式和意义。新时代最明显的标志是生物技术和制药公司，得益于抗癌战争中的分子癌症研究人员，它们在20世纪80年代发展迅猛。1983年，首个致癌基因被发现，随着它所带来的治疗前景，风险投资家从美国国家肿瘤研究所聘请了整个实验室的研究人员。美国国家肿瘤研究所病毒致癌实验室的前研究员约翰·斯蒂芬森（John Stephenson）说道，"很明显，如果想留在研究领域，你就必须离开"。致癌基因研究正从"纯研究阶段向商业化阶段发展"[30]。

　　政府很难招到分子生物学家来担任抗癌战争的项目负责人，但这样的现象却从来没有在生物技术行业出现过[31]。分子生物学家选择进入生物技术行业，反映了他们不信任联邦政府所提供的科研资助，并证明了他们对新形式科学生活的认同，认为与联邦政府的合同制度或拨款相比，这种新形式更适用于科学研究[32]。历史学家认为，新兴产业中令人激动的地方就在于它对生物技术的"吸引力"；然而，随着分子生物学群体对抗癌战争负面反应的觉醒，我们可能也会看到有人反对政府"推进"这个行业。的确，一些曾对病毒癌症项目持尖锐批评态度的人士，如阿瑟·科恩伯格（Arthur Kornberg）认为，生物技术投资是一种防止他们过度依赖联邦资金的措施[33]。

　　病毒癌症项目的"失败"经验成了一些人——那些试图将分子生物学与生物技术联系起来的人的试金石。沃森和德维塔为了促进对癌基因的研究，公布了病毒癌症项目是通过分子遗传学的偶然发现才得到救赎的故事。但在其他人看来，失败的概念在分子生物学扩展到医学领域的过程中发挥了重要的边界作用。它不仅成为政府有限干预生物医学研究的典范，也成为以治疗为目的来管理学术生物学失败的典范[34]。该机构撰写的回忆录强调了癌症病毒研究被"登月计划"所误导,特别强调了人类癌症病毒鉴定[35]。塞缪尔·布罗德(Samuel Broder)是继德维塔之后的美国国家肿瘤研究所主任,后来担任生物技术公司赛莱拉基因组公司(Celera Genomics)首席医疗官,支持政府效率低下的断言。他忽略了病毒癌症项目的雄心和许多病毒学家对索尔克疫苗的抵制,指责联邦政府不可能通过"中央定向的项目"来开发脊髓灰质炎疫苗,这仅仅是个权宜之计,就像一个更好的"铁肺"。疾病治疗只能通过"科研人员主导的独立研究"来实现[36]。该观点一直贯穿到对人乳头状瘤病毒疫苗的研发的最新解释中,这些观点往往低估了美国国家肿瘤研究所的贡献,而更关注制药公司和学术型科学家的工作[37]。

分子生物学家对人类基因组计划做出了回应,这也加深了病毒癌症项目的政治用途。与美国国家卫生研究院相比,能源部拥有大型项目的管理经验,似乎是组织这项工作的合适选择。然而,人类基因组计划的顾问,包括沃森、津德尔,以及其他曾反对过病毒癌症项目的人,都试图计划一个大规模的管理项目。他们在美国国家卫生研究院内部为一个机构进行游说,让较小的实验室和同行评议参与到绘图过程中[38]。能源部受到的很多批评都是耳熟能详的。许多学术型生物学家指责说,这种做法将转移其他研究领域的资源。测序工作被描述为一种毫无创新的工作,就像例行公事。一位分子生物学家甚至开玩笑说,测序工作应该作为一种惩罚措施被分配[39]。

病毒癌症项目是一个有计划、有组织的项目,它的失败提高了科学领域中意外发现的地位。美国技术评估办公室(Office of Technology Assessment)发表了一份颇具影响力的报告——《绘制我们的基因,基因组计划"规模有多大?速度有多快?"》(*Mapping Our Gemes: The*

Genome Project: *How Big?*)（1988年）反映了这场辩论。技术评估办公室用学术型科学家所熟悉的术语指出，"小群体"应该"仍是研究生理学和疾病的主要群体"，只要这些小群体有充足的资源来进行研究，"大型科学"设施就会发挥作用。技术评估办公室提醒道，潜在的"有针对性的"基因组计划不应成为"替代"计划，而应成为"附加"计划[40]。

在一系列的回忆中，病毒癌症项目不断地提醒着人们政府越权的危险性，同时也模糊了生物医学协议强加在生物学研究上的义务（如果有的话）。即使人类基因组计划采用了一个集中式框架，但它的目标仍然无法与抗癌战争的相提并论。该项目提议，将基因组的调查结果作为私营公司深入探索疾病治疗的资源，而不是将其转化为治疗结果本身[41]。直到最近，一些关于联邦政府管理生物医学研究必要性的讨论才重新出现，与此同时，人们对联邦政府所资助的生物学研究为人类健康带来的"回报"也提出了新的疑问[42]。

生物医学协议的边界

20世纪后期，随着分子医学方法的不断发展，生物医学协议的政治架构在构建和限制人类癌症疫苗的发展方面仍发挥着重要作用。1976年，巴鲁克·S. 布隆伯格（Baruch S. Blumberg）获得了诺贝尔奖（他在1972年发现了一种新的乙型肝炎病毒）。他是一位接受过免疫学、流行病学和公共卫生专业培训的医生。就在他接受诺贝尔奖的同时，中国台湾的流行病学研究表明，慢性乙型肝炎感染与肝癌密切相关，在所有的常见癌症中，肝癌排名第三。此外，随着这种流行病学联系的发现，布隆伯格和默克制药公司的合作者准备开发一种乙型肝炎疫苗[43]。在人们对病毒癌症项目失败的谴责声中，第一种有望预防人类癌症的疫苗即将被大规模研发。

1978年，当布隆伯格正在考虑抗癌新途径时，美国国家肿瘤研究所主任厄普顿召集他和其他几位专家。乙型肝炎的研究结果可能会引起人们对癌症疫苗的极大兴趣，但事实并非如此。分子生物学家在定义癌症问题时，乙肝疫苗对此似乎没什么帮助。布隆伯格就癌症疫苗的可行性问题与巴尔的摩进行了交流[44]。巴尔的摩支持分子生物学团体进行基础研究，但他认为，如果不了解肝炎病毒的致癌机制，就不可能研制出肝炎疫苗。对此，布隆伯格提出了反对意见，他认为在公共卫生领域，"病毒学家常常在不了解疾病机制的情况下预防疾病"[45]。

一名分子生物学家和一名传统的免疫学家围绕着癌症问题的本质展开的讨论，与许布纳和沃森围绕抗癌战争而展开的辩论很相似。但巴尔的摩对布隆伯格的反驳不同于以往。他说，"即使我们治愈了东非所有的肝癌，也不会解决我们在美国所面临的问题"，而是在研究"世界各地对癌症的预防方法"[46]。

巴尔的摩直言不讳的反驳提醒我们，美国国家肿瘤研究所寻找人类癌症病毒的首要目标是改善美国公民的健康。但是，癌症问题与它特定的解决方案所面临的紧迫性，不仅取决于国家背景，还取决于其他因素[47]。20世纪70年代，生物医学协议已经不符合美国国家肿瘤研究所处理癌症问题的人道主义精神，也没有认识到肝癌给美国公民健康带来的紧迫性。在美国，饮酒是造成肝癌的主要原因——与早期为白血病患儿寻找疫苗相比，肝癌获得的关注较少。因此，联邦政府没有在乙肝疫苗的生产上投入大量资金，由于国际组织难以筹集生产和销售所需的资源，因此花费了几十年时间才在全球范围内普及乙肝疫苗[48]。同样,这反映了全球医疗保险疫苗的接种范围覆盖得不均匀,第一版的人乳头状瘤病毒疫苗可以预防那些在美国和欧洲发现的病毒株。这些病毒株能引发在口腔、肛门、阴茎、子宫颈和其他部位的癌症,然而该疫苗在非洲、亚洲和南美洲却不一定适用(这些地方,人乳头状瘤病毒所造成的癌症死亡率最高)[49]。

整个20世纪,从新泽西州博德曼对床垫安全性的担忧开始,经历了伊利诺伊州奈尔斯的居民因试图理解白血病而引起的神秘聚集,然后是成千上万的人给尼克松总统写信,让他支持抗癌战争。该过程表明,无数的美国人将生物学研究作为癌症治疗的灯塔。虽然这促使我们在癌症生物学方面取得了巨大进展,但癌症问题的简易解决方案却仍然远离我们的控制,如癌症疫苗。这是慢性病生物学研究中的一个悖论:知道得越多,随之而来的并不是清晰的解决方案,而是与问题本质相关的新的不确定性。虽然很多人会以新的科学研究来解决这个矛盾,但癌症病毒的研究历史表明,这些矛盾并不是研究的错误,而是疾病生物医学方法的特征。美国生物医学历史的核心部分就是医生、活动人士、管理人员和科学家在希望和失望的循环中所采用的策略。在考虑21世纪癌症所带来的挑战时,我们最好牢记失败带来的偶然回报和成功造成的意外陷阱。

时 间 线

1887年：海洋医院服务机构成立

1893—1897年："1893大恐慌"

经济大萧条

1898年：美西战争爆发

1900—1909

癌症的历史

1901年：洛克菲勒研究所成立医学研究部

1908年：发现鸡白血病病毒

医学和生物学的历史

1904年：国家结核病协会成立

1909年：对梅毒进行萨尔瓦桑化疗

美国历史

1902年：公共卫生和海洋医院服务卫生实验室成立

通过《生物产品控制法案》

1906年：通过《纯食物与纯药品条例》

1910—1919

癌症的历史

1910年：佩顿·劳斯对后来被称为劳斯肉瘤病毒的"非过滤"因子
进行观察

1913年：美国癌症控制协会成立

1915年：《全球癌症死亡率》出版

劳斯停止了对劳斯肉瘤病毒的研究工作

医学和生物学的历史

1910—1939年：优生学记录办公室运行

1916年：纽约首次暴发脊髓灰质炎

1918—1919年：大流感

美国历史

1912年：处理"人类的疾病"问题的美国公共卫生署成立

1914—1919年：第一次世界大战

1920—1929

癌症的历史

1921年：美国癌症控制协会发起"癌症周"

1925年：威廉·盖伊宣布自己能用显微镜看到劳斯肉瘤病毒

1926年：约翰尼斯·菲林格因发现一种癌症寄生虫而获得诺贝尔奖

1928年：参议员尼利呼吁战胜癌症

医学和生物学的历史

1925年：发明分析超速离心机

1928年：发现青霉素

美国历史

1920年：美国公共卫生署在南部各州开展疟疾根除运动

1928年：胡佛当选总统

　　　　癌症的关联疗法

1929年：大萧条

1930年：通过《兰斯德尔法案》

　　　　美国国家卫生研究院成立

1930—1939

癌症的历史

1933年：肖普观察到兔乳头状瘤病毒

1936年：约翰·比特纳发现"乳因子"，后来其被称为"小鼠乳腺肿瘤病毒"

1937年：美国国家肿瘤研究所成立

医学和生物学的历史

1933年：首个"总统生日舞会"为脊髓灰质炎筹款

1934年：洛克菲勒基金会发起"人类科学"项目

1937年：首个人类病毒疫苗（黄热病）被研制出来

1938年：脊髓灰质炎国家基金会成立

美国历史

1932年：富兰克林·罗斯福当选美国总统

1935年：通过《社会保障法》

1937年："填塞法院计划"争议

1938年：《联邦食品、药品和化妆品法案》通过，扩大食品和药品监督范围

1940—1949

癌症的历史

1943年：出现癌症氮芥化疗

1944年：玛丽·拉斯克将美国癌症控制协会改组为美国癌症协会

1945年：斯隆－凯特琳研究所成立

1946年：呼吁为癌症研究推出"曼哈顿计划"

原子弹伤亡委员会成立

1947—1948年:西德尼·法伯首次试验抗叶酸化合物

成立吉米基金

医学和生物学的历史

1940年:美国无线电公司发明电子显微镜

1942—1945年:科学研究和发展办公室监督抗生素、抗疟化合物和疫苗的大规模生产

1945年:《科学,永无止境的前沿》发表

"噬菌体学派"出现

1948年:抗生素的随机对照试验

1949年:莱纳斯、鲍林出版《镰状细胞性贫血——一种分支疾病》

美国历史

1939—1945年:第二次世界大战

1942—1945年:曼哈顿计划

1946年:《西尔-伯顿医院建设法案》

1948年:兰德公司成立

杜鲁门总统再次当选

1949年:杜鲁门的医疗保险失败

1950—1959

癌症的历史

1951年:卢德维克·格罗斯证实了小鼠白血病病毒的存在

1953年:癌症化疗国家服务中心成立

对放射性辐射的抗议

1956年：在国会特别拨款后，美国国家肿瘤研究所成立了病毒和癌症小组

1958年：霍华德·特明和哈里·鲁宾进行劳斯肉瘤病毒转化试验

发现伯基特淋巴瘤

发现多瘤病毒

夏洛特·弗兰德在小鼠身上研制白血病疫苗

1960年：在脊髓灰质炎疫苗中发现猴病毒40

医学和生物学的历史

1950年：多尔希尔发表关于吸烟和肺癌的论文

美国国家科学基金会成立

1953年：发现DNA结构

病毒培养

原子能为和平服务

1955年：索尔克脊髓灰质炎疫苗

1955—1968年：詹姆斯·香农担任美国国家卫生研究院院长

美国历史

1952年：氢弹

1954年："第五福龙丸"辐射事件

1960—1969

癌症的历史

1961年：伊利诺伊州奈尔斯地区白血病的聚集暴发

1962年：证明猴病毒40具有致癌性

1964年：启动特殊病毒白血病项目

观察到艾巴氏病毒

1968年 : 启动特殊病毒癌症项目

1969年 : 提出病毒致癌基因理论

德特里克转入癌症研究

医学和生物学的历史

1961年 : 形成操纵子理论

1962年 :《寂静的春天》出版

信使RNA的发现

杂交研究

1964年 : 卫生局局长关于吸烟与健康的报告

1966年 : 分离澳大利亚抗原, 后来它被称为 "乙型肝炎病毒"

美国历史

1960年 : 尼克松和肯尼迪之间关于 "导弹差距" 的辩论

1961年 : 罗伯特·麦克纳马拉当选国防部长

美国国家航空和宇航局承诺登月计划

1962年 : 凯弗弗修正案扩大了美国食品和药品管理局的权力

1963年 : 禁止大气试验条约

1964年 : 林登·约翰逊当选美国总统

1965年 :《危险无时不在》出版

1966年 : 伟大社会

1967年 : 抗议越南战争

1969年 : 美国环境保护署 / 美国职业安全与健康管理局成立

登录月球

1970—1979

癌症的历史

1970年: 发现逆转录酶

1971年: 抗癌战争

1972年: 成立病毒癌症项目

1973年: 埃姆斯测试

1974年: 津德尔报告

1976年: 发现细胞原癌基因SRC

布隆伯格获得诺贝尔奖

1978年: 结束病毒癌症项目

1979年: 观察到人类T细胞白血病病毒

美国国家肿瘤研究所不再认可根治性乳房切除术

医学和生物学的历史

1970年: 禁止在电视和电台上播放香烟广告

1973年: 出台重组DNA规则

1974年: 塔斯基吉梅毒研究的启示

1975年: 发现单克隆抗体

特明和巴尔的摩获得诺贝尔奖

1978年: 拉夫运河争议

美国历史

1970年: 第一个地球日

1972年: 理查德·尼克松连任

1974年: 尼克松辞职

1979年: 三里岛事故

1980年：通过《拜杜法案》

1980—1989

癌症的历史

1981年：第一个乙肝疫苗获得批准

1982年：RAS被确认为第一个人类致癌基因

1983年：v-Sis是首次被发现具有功能的癌蛋白

1986年：发现肿瘤抑制基因

　　　　重组乙型肝炎疫苗

1989年：毕晓普和瓦姆斯获得诺贝尔奖

医学和生物学的历史

1983年：艾滋病病毒与艾滋病相关

1985年：提出人类基因组计划

美国历史

1981年：罗纳德·里根当选美国总统

1986年：切尔诺贝利事件的发生和锶90的发现

1990—2010

癌症的历史

2006年：针对人乳头状瘤病毒株16及18的加德西疫苗获得批准

医学和生物学的历史

2000年：人类基因组测序

美国历史

2009年：将增加美国国家卫生研究院预算写入《美国复苏与再投资法案》

致　谢

　　学术研究是一项社会和历史事业。本书反映了过去10年里，在我从事这项工作时，有幸遇到的群体及他们为我提供的智慧和帮助。

　　当我跟随着癌症病毒的研究脚步，进入生物学、医学和社会领域时，丹尼尔·凯夫勒斯（Daniel Kevles）——一位出类拔萃的导师和评论家——给予了我极大的支持与鼓励。当我把目光从实验室转移到社会时，珍妮弗·克莱因（Jennifer Klein）、布鲁诺·斯特拉瑟（Bruno StRASser）和约翰·华纳（John Warner）帮助我从更广阔的角度来思考政策、医学和癌症之间的联系。我还得到了耶鲁大学其他教员的慷慨帮助，包括让·克里斯托夫·阿格纽（Jean-Christophe Agnew）、乔安娜·雷丁（Joanna Radin）、比尔·兰金（Bill Rankin）、内奥米·罗杰斯（Naomi Rogers）、保罗·萨宾（Paul Sabin）、威廉·萨默斯（William Summers）和亚当·图兹（Adam Tooze）。他们与我进行的谈话及留给我的问题，帮助我从病毒学和遗传学的实验技术领域进入了生物学和医学的历史和文化领域。

在不断地写作和修改的过程中，朋友和同事的讨论给了我莫大的帮助。耶鲁大学的玛丽·布莱泽顿（Mary Brazelton）、丽萨·弗奇戈特（Lisa Furchgott）、珍妮弗·拉姆（Jennifer Lambe）、戴维·明托（David Minto）、乔伊·兰金（Joy Rankin）和汤姆·雷兹尼克（Tom Reznick）是我先想到的人。珍妮弗和戴维是我的写作伙伴。我要感谢乔尼·邦宁（Jonny Bunning）、德博拉·多罗希（Deborah Doroshow）、特德·费蒂克（Ted Fertik）、马特·弗雷泽（Matt Fraser）、安德鲁·霍罗威茨（Andrew Horowitz）、大卫·休森（David Huyssen）、安托万·兰德克（Antoine Landecker）、托德·奥尔谢夫斯基（Todd Olszewski）和加布里埃尔·韦纳特（Gabriel Weinert）这些年来和我的交流。

得益于美国艺术与科学学院访问学者计划，我有幸与人文学科的学者们待了1年，进行写作，尤其是布伦特·塞布尔（Brent Cebul）、埃米莉·雷穆斯（Emily Remus）、克莱尔·塞勒（Claire Seiler）和S.C.杨（S.C.Yang），他们的评论和见解帮助我将癌症的历史融入现代美国历史中去。项目主管拉里·比尔（Larry Buell）对手稿提出了宝贵的意见。

我在麻省理工学院的历史、人类学、科学技术与社会项目以及其他领域发现了一群热情好客的同事。克里斯托弗·卡帕佐拉（Christopher Cappazola）、迈克尔·费希尔（Michael Fisher），德博拉·菲茨杰拉德（Deborah Fitzgerald）、珍妮弗·莱特（Jennifer Light）、希瑟·帕克森（Heather Paxson）、哈丽雅特·里沃（Harriet Ritvo）、罗莎琳德·威廉斯（Rosalind Williams）在必要的时候慷慨地提供了他们的想法和评论。我特别喜欢与我在麻省理工学院的早期职业学者团队成员交谈，因为我们已经一起阅读了我们的第一本书，他们是德瓦伊·班纳吉（Dwai Banerjee）、威廉·德林格（William Derringer）、卡利·霍兰（Caley Horan）

和埃米·莫兰·托马斯（Amy Moran–Thomas）。埃米莉·里士满·波洛克（Emily Richmond Pollock）是一个很好的复习伙伴。

在这次旅途中，我非常感谢那些为了帮助我研究和思考远道而来的朋友。我特别感谢约翰·保罗·高德瑞尔（John Paul Gaudilliere）花了一天的时间在巴黎接待我，让我有机会了解他在美国国家肿瘤研究所开展的研究，也特别感谢戴维·坎托（David Cantor）让我有机会在美国国家卫生研究院的历史办公室工作。我特别感谢"100年病毒与癌症研究"的参与者：亚历克斯·布罗德本特（Alex Broadbent）、布伦丹·克拉克（Brendan Clarke）、尼拉·尚卡兰（Neerja Shankaran）和杜格布·易（Doogab Yi）。特别是杜格布，他非常慷慨地欢迎我进入癌症病毒研究领域。在与纳塔利·阿维莱斯（Natalie Aviles）、路易斯·坎波斯（Luis Campos）、纳撒尼尔·康福特（Nathaniel Comfort）、安杰拉·克里杰（Angela Creager）、内森·克罗（Nathan Crowe）、朱莉娅·库米斯基（Julia Cummiskey）、海伦·柯里（Helen Curry）、唐·迪尔吉斯（Dawn Dirgius）、埃文·赫尔·史密斯（Evan Helper Smith）、顿·范·赫尔沃特（Ton Van Helvoort）、尼古拉斯·霍普伍德（Nicolas Hopwood）、S. 洛克兰·杰恩（S. Lochlann Jain）、丹尼尔·刘（Daniel Liu）、玛丽莎·米卡（Marissa Mika）、乔舒亚·诺尔（Joshua Nall）、塞加尔·帕特尔（Sejal Patel）、西蒙·谢弗（Simon Schaffer）、詹姆斯·斯特里克（James Strick）和卡斯滕·蒂默曼（Carsten Timmerman）的交谈过程中，我的思路得以开拓。我要特别感谢那些为我提供专业知识帮助的人：安德鲁·霍根（Andrew Hogan）、希拉·贾萨诺夫（Sheila Jasanoff）和雅各布·斯蒂尔·威廉斯（Jacob Steere Williams）。阿萨瓦里·乔杜里（Ashawari Chaudhuri）为最终手稿的完成提供了宝贵的研究建议。

还有一些人，他们阅读了不同发展阶段的手稿的全部内容，并提供了非常有帮助的建议。2017年10月，麻省理工学院科学、技术和社会项目主办了书籍研讨会，我非常感谢那些与会者——苏拉亚·德·查德雷维安（Soraya de Chadarevian）、斯蒂芬·黑尔姆赖奇（Stefan Helmreich）、戴维·凯泽（David Kaiser）、伊利亚纳·洛伊（Illana Lowy）和詹姆斯·斯帕罗（James Sparrow），他们读了我的手稿。伊莱·安德斯（Eli Anders）提出的宝贵的评论，使我的文章更加精练，也为我的写作过程提供了宝贵的参考。亚当·伯杰（Adam Berger）勇敢地充当了"聪明而无知的读者"。

我曾有幸在耶鲁大学和麻省理工学院教授过学生。他们的想法和问题，尤其是我所教的"长期的抗癌战争"这门课，促使我以富有成效的方式去理解和解释我的知识。

如果没有广泛地汲取档案知识并在图书馆进行研究，我不可能写出这本书；如果没有档案管理员和图书管理员的指导和支持，我不可能找到我所需要的材料（和一些我不知道的）。我在他们的建议中获得了许多意外发现。在耶鲁大学，托比·阿佩尔（Toby Appel）和梅利莎·格拉夫（Melissa Graffe）在我开始写作的时候帮我找到了重要的资料。米歇尔·贝尔登（Michelle Baildon）和麻省理工学院图书馆的馆际互借人员帮我找到了那些我在最初研究中没有找到的资料。我为远方的朋友送上特别的感谢：凯瑟琳·布伦南（Kathleen Brennan，纪念斯隆－凯特琳癌症中心档案室）、斯蒂芬妮·布里金（Stephanie Bricking，辛辛那提大学哈里·温克勒中心）、哈维尔·加尔萨（Javier Garza，MD安德森研究医学图书馆）、查尔斯·格雷芬斯蒂恩（Charles Greifenstien）和安德鲁·利珀特（Andrew Lippert，美国物理学会图书馆）、李·R.希尔茨克（Lee R. Hiltzik，洛克菲勒中心档案室）、波利娜·伊利耶娃（Polina Ilieva，加州大学旧金山分校档案室）、菲利普·蒙哥马利（Phillip Montgomery，德州医学中心麦戈文历史库）、芭芭拉·尼斯（Barbara Niss, 西奈山利维图书馆）、斯科特·波多尔斯基（Scott Podolsky, 哈佛康特威图书馆医学史中心）、戴维·罗斯（David Rose, 一角硬币运动档案）和丹尼尔·斯马兹尼（Daniel Smaczny, 奈尔斯历史学会和博物馆）。理查德·曼德尔（Richard Mandel）是美国国家卫生研究院院长办公室执行秘书处的一员，提供了在该办公室的数字档案进入国家档案馆之前访问该档案的权限。我特别感谢美国国家卫生研究院历史办公室的芭芭拉·哈金斯（Barbara Harkins），在我完成这本书的过程中，她一直在帮助我努力寻找卡尔·贝克的论文和其他材料。

我很感谢那些与我交流的科学家，他们帮我厘清了几十年前癌症病毒学的概念性问题。我特别感谢J.迈克尔·毕晓普（J. Michael Bishop）、默里·加德纳（Murray Gardner）、雷·吉尔登（Ray Gilden）和哈罗德·瓦姆斯（Harold Varmus），他们允许我直接引用采访中的原话。保罗·莱文（Paul Levine）和弗兰克·J.劳舍尔三世（Frank J. Rauscher III）为这本书提供了他们个人收藏的图片。

我也非常感谢多年来众多听众的支持，他们为我提供了完善想法的机会。这些听众包括波士顿大学（Boston University）、剑桥大学（University of Cambridge）、化学遗产基金会（Chemical Heritage Foundation）、哈佛大学肯尼迪政府学院（Harvard Kennedy School of Government）、哈佛医学院（Harvard Medical School）、约翰大学霍普金斯医学史研究所（Johns Hopkins Institute for the History of Medicine）、伦敦国王学院（Kings College London）、麻省理工学院（MIT）、斯坦福大学（Stanford University）、伦斯勒多科技术学院（Rensselaer Polytechnic Institute）、史蒂文斯理工学院（Stevens Institute of Technology）、芝加哥大学（University of Chicago）、加州大学洛杉矶分校（University of California, Los Angeles）、加州大学圣芭芭

拉分校（University of California，Santa Barbara）和威斯康星大学麦迪逊分校（University of Wisconsin‐Madison），他们听了更长的研究版本，为本书最后的完善提供了非常有用的反馈。自我开始工作，三社团会议就给我提供了反馈，它们是大西洋生物学历史联合研讨会、科学史协会、美国历史学家组织、美国医学史协会、国际历史与哲学协会和生物学社会研究。主办单位为这些会议提供了资金援助。

在许多机构的帮助下，我才能翻阅这么多的档案，访问这么多的学者。国家科学基金会的研究生奖学金给了我研究的灵活性和自由度。耶鲁大学为我提供了更多的奖学金，包括通过研究生奖学金为我支付差旅费用、提供约翰·恩德斯奖学金让我用于暑期研究，以及大学学位论文奖学金。《医学史》项目为我的会议旅行和科研旅行提供资金。此外，美国哲学学会（American Philosophical Society）、洛克菲勒档案中心和费城耶鲁俱乐部（Yale Club of Philadelphia）都为我的长期研究提供了奖学金。在麻省理工学院，我得到了沙斯商学院院长旅行基金的支持，尤其是利奥·马克思职业发展教授奖学金为本书的付梓支付了很多费用。

我要感谢芝加哥大学出版社的工作人员，感谢他们对本书的兴趣和热情，感谢卡伦·达林（Karen Darling）的编辑指导，感谢埃文·怀特（Evan White）和苏珊娜·恩斯特龙（Susannah Engstrom）的编辑支持，感谢洛伊丝·克拉姆（Lois Crum）的润稿。我非常感谢两位匿名评论者的评论，他们帮助我完善了手稿。

我的责任是在本书出版前完成对所有错误的修改或遗漏的补充。

在遇到癌症病毒之前，我就开始了与本书相关的知识之旅。我的父母不仅培养了我的学习热情还培养了我对社会科学和自然科学的好奇心。当我进入研究生学院时，我们经常在餐桌上进行学术讨论，在东湾山的多次徒步旅行中进行交流。这为研讨会的交流积累了经验。我和哥哥是一起长大的，这是一件快乐的事情，他能对我的研究提出尖锐的问题，同时我也从他的生物统计学知识中受益，接触到了当代癌症研究中一些比较棘手的问题。我的姻亲史蒂文·帕顿（Steven Parton）和梅洛迪·詹姆斯（Melody James）非常欢迎我去他们家写作，并通过他们的视角为我提供建议。我特别感谢史蒂文提供的插图，这些图帮助我阐明了一些复杂的科学概念。

我对历史和化学非常感兴趣，当我努力调和我的兴趣时，罗纳德·苏尼（Ronald Suny）为我提供了建议，认为我应该去研究"科学史"，这样就能把我对历史、化学和谷物升降机的兴趣结合起来。卡西·盖尔（Cathy Gere）向我介绍了医学史，并建议我毕业后和英国剑桥那群非常聪明的人待上一段时间。我要特别感谢已故的艾莉森·温特（Alison Winter），她向我展示了科学史的广阔，并开启了我的探索之路。她敏锐的学术洞察力和慷慨大方的性格为我树立了一个学习的榜样。我希望我也能帮助我的学生，就像她帮助我一样。

最后，我要特别感谢凯特琳，感谢她的支持、智慧和宽容！她在应对自己工作的同时，还成了我的支柱和希望之光（当我在写作的浅滩上航行时）——我至少写了三遍草稿。在整本书的写作过程中，我不仅依靠她那敏锐的头脑，而且她能成为我的伙伴和队友令我感到特别开心。我很期待接下来的工作，谨以此书献给她。